あの人も転んだ
この人も転んだ

転倒噺《ばなし》と予防川柳

武藤芳照 著

日本転倒予防学会 監修

三恵社

まえがき

転倒予防の学術研究や実践・指導活動、講演などの教育・啓発活動、書籍の編集・発刊、日本転倒予防学会（前身は転倒予防医学研究会）の設立・運営など、様々な活動を積み上げてきた。旧東京厚生年金病院（現・ＪＣＨＯ東京新宿メディカルセンター）に日本初の「転倒予防教室」を発足（１９９７年12月１日）してから、もう四半世紀になろうとしている。

これまで数多くの転倒予防に関する書籍を著わしてきた。統計データや学術論文の図・表などの価値が大きいことは言うまでもないが、一例一例の転倒事故について、その人がどのように転んだのかを確認することによって、予防へのヒントが見いだされる。

２０２０年10月に東京・中野サンプラザで開催された、私が理事長を務める日本転倒予防学会学術集会の市民公開講座（兼 中野区介護予防講演会）で、作家の五木寛之さんに特別講演「どこを向いて歩くか」をお話いただいた。「人は転ぶもの」という認識の下に、どのように転ぶのかを考えることが望ましいというご指摘をいただいた。また、社会啓発の手段として、日本転倒予防学会が毎年顕彰している「転倒予防川柳」は面白く、受賞作品を若干添削するのが楽しみの一つであり「いつか名作ができたら応募したい」と述べられた。
また、その日の前座役を務めた私の講話「歴史と川柳から学ぶ転倒予防のコツ」をお聴きいただき、「学者の話は、おおむね難しい。だが、ドクター武藤の講演はべらぼうに面白かった」（『週刊新潮』連載コラム第38回「生き抜くヒント！」２０２０年10月29日号）と、大いに評価下さった。

本書は、その時の講話の中でもいくつか紹介したように、「あの人も転んだ この人も転んだ」を糸口にしている。歴史の中の人物、現代社会の人物がいつ、どこで、なぜ、どのように転んだのかを列記して、その発生要因を探り、転倒予防の極意を伝えようというのが前半の意図であり、後半は川柳をはじめとして「言葉のチカラ」により、転倒予防の意識を高めようという意図である。

２０２０年早春より広がった新型コロナウイルス感染症（ＣＯＶＩＤ－19）のために、国から「緊急事態宣言」が発出され、在宅生活を長く余儀なくされた。自由を制限された生活はなかなか不都合ではあったが、おかげで毎日まとまった時間を取ることができ、本書の執筆に集中することができた。

丁度、２０２０年10月で70歳の古希を迎え、人生を振り返る節目でもあり、転倒予防の活動を振り返り、これから「どこを向いて歩くか」を考える良い機会にもなったように思う。

本書発刊に至るまで、転倒予防に関わり数多くの方々のご支援、ご協力をいただいた。今回は特に、編集・構成の労を取っていただいたリンゴブックス代表 北村正之さん、やさしく温かなイラストを描いていただいた久保谷智子さん、発刊を引き受けて下さった（株）三恵社・代表取締役の木全俊輔さんに御礼申し上げます。また、短期間に集中作業を担当してくれた東京健康リハビリテーション総合研究所の所員らスタッフに感謝します。とりわけ、総務部長を務め、長年転倒予防の多くの活動を支え続けてくれ、２０１９年7月21日に天空に旅立った金子えり子さんに本書を捧げます。

２０２０年10月　70歳の古希を迎えて

武藤芳照

【目次】

2 すべる（滑る）…67

3 落ちる…79

第3章 川柳に学ぶ

3 「転倒予防川柳」佳作の作品…114

第4章 ぬ・か・づけ転倒予防法のすすめ……………135

【第1章】

歴史の中の転倒事例に学ぶ

「人が転ぶ」ということは、人が直立二足歩行を獲得した時から始まった一つの宿命と言ってもよい。立つ、歩く、走る、またぐ、昇って降りる、など、二本の足で移動しようとするから、人は転ぶのである。

人の営みのすべては歴史の中にある、と言われるが、歴史をひもとくと、数多くの人が転んでいる。

「温故知新」(論語)、古きをたずねることによって、新しきを知ることができるという意である。歴史の中の人の転倒事例、エピソード、物語などを見つめることによって、現代人の転倒予防に役立つ知恵を見いだしてみたい。

1 ツタンカーメン（紀元前14世紀、18~19歳没）

古代エジプト第18王朝の若きファラオ（在位約10年間）。1922年、エジプト南部のルクソールの王家の谷から完全なミイラ姿で数々の副葬品と共に発掘され、王のミイラにかぶせられた黄金のマスクが古代エジプト時代の象徴的な存在となった。

近年の調査研究の結果、ツタンカーメンは身長165㎝（古代エジプトの成人男性の平均レベル）、華奢な体型であり、足の変形や病気（ケーラー病／舟状骨の炎症）を有していたために、脚が不自由で歩行障害があり、杖を突いていたと推察されている。

副葬品の中には130本以上の杖が含まれており、それらは実際に使っていたと思われる磨り減った跡があるとされている。

ツタンカーメンの死因には、様々な説があるが、転倒して大腿骨骨折をきたし、それにマラリア（マラリア原虫の痕跡あり）が加わって病死というのが有力のようだ。

歴史の真実は、完全には判明してはいないが、ツタンカーメンが病弱で脚を引きずって歩くような状態であり、転倒を原因とする脚の骨折をきたし、さらにはマラリアに感染して若くして

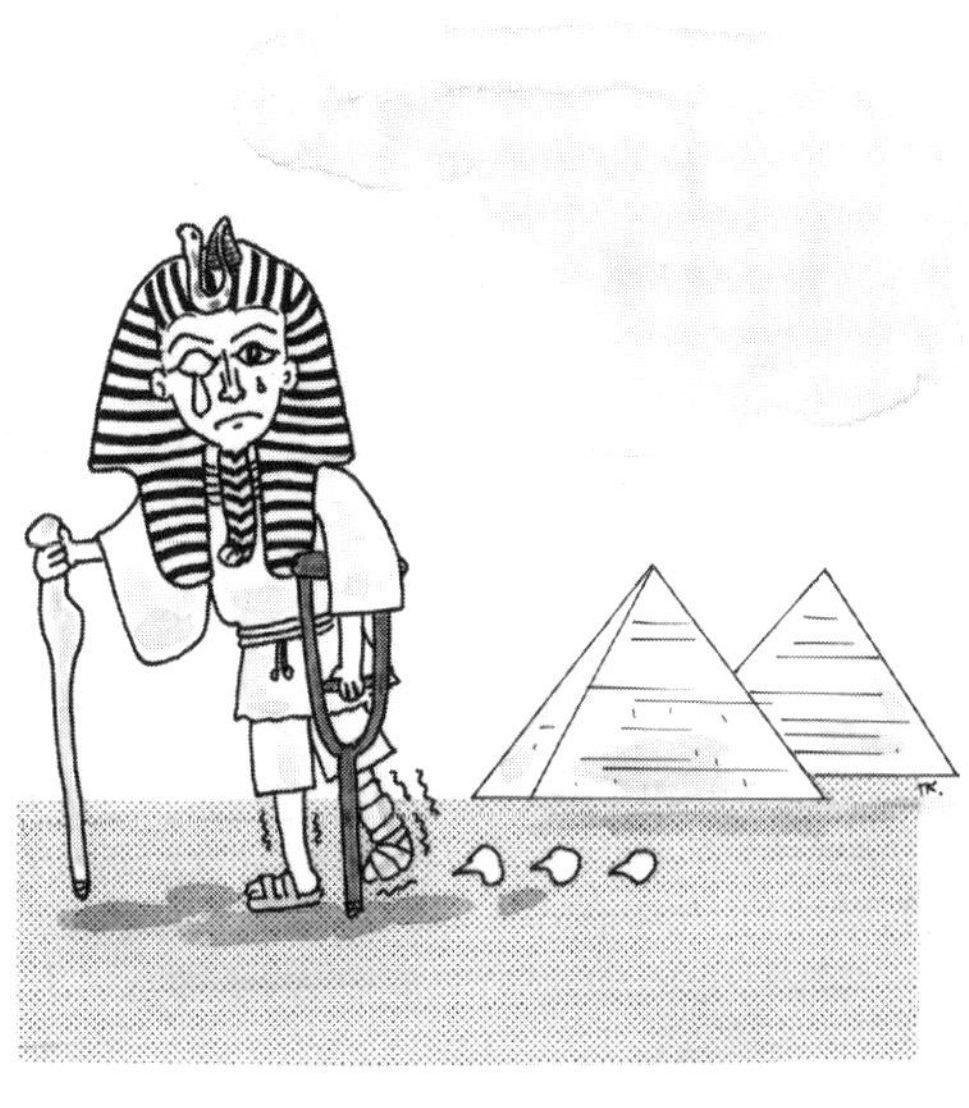

死去したという歴史的推測は興味深い。

2 キティオンのゼノン（紀元前335〜263年、72歳没）

古代ギリシアの哲学者、ストア派哲学の創始者。キプロス島のキティオンの街に生まれ、「エレアのゼノン（イタリアのエレアに生まれた）」と区別するため、キティオンの名を冠する。

「ストア」の名は、ゼノンが講義の場として使用したアテナイ（アテネの古名）の壁画のある柱廊（ストア・ポイキレ＝アテナイのアゴラ〈広場〉にある柱廊）にちなんでおり、現代でも使われる「ストイック（禁欲的な）」は、「ストア学派」の意味も有している。

その哲学思想は、「自然に従って生きよ」というもので、善い生き方をするためには自然に起きることに一致して生きるべきと説く。

ゼノンの最期は、この哲学思想を体現しているようだ。彼は学園からの帰り道に、転倒して足のつま先の骨折をした。ストア派の思想に従い、高齢である（70歳を超えた）自分にとっては、もう死ぬことが自然に従うことだと考え、「今、行くところだ！　どうして私を呼びたてるのか！」と言って、自らの息を止めて死んだと伝えられている。

転びやすくなるほどからだが衰えているとはいえ、足のつま先（足指）の骨折程度で自分の命を絶つことを決意するのは、偉大な哲学者ゆえの悟りであろうか。

あるいは、日々の生活の中でからだの衰え、体力の低下、健康への不安などを実感するようなエピソードが積み重なっていて、この転倒・骨折を自身の生命力の衰えの「氷山の一角」ととらえ、人生の幕を閉じることを瞬時に決意したのかもしれない。

いずれにしても、転倒を契機に自死を選択した稀有な事例であろう。

3 玄奘三蔵【げんじょう さんぞう】（６００または６０２～６６４年、62～64歳没）

唐代の中国の訳経僧。玄奘（げんじょう）は戒名であり、俗名は陳褘（チンキ）、三蔵法師は玄奘の尊称（経蔵、律蔵、論蔵の三つの蔵に精通した僧侶のこと）。６２９～６４５年にインドに渡り、多数の経典・仏像を携えて帰国し、以後、それらの翻訳作業を行い、『大般若経』などを漢訳した。

後の伝奇小説『西遊記』（１５７０年頃成立）は、玄奘のインド遊行記である『大唐西域記』を素材にして創作された。

約20年に及ぶ期間、膨大な経典をサンスクリット語から中国語に翻訳する作業を続け、中でも最も重要な経典であった『大般若経』の翻訳を完成させた百日後に玄奘は没したという。

『人間臨終図鑑』（山田風太郎著）によれば、弟子の一人が、昨夜高い塔が崩れるという不吉な夢を見たと述べると、玄奘は「それは私が世を去る前兆だ」と言った。そして、その日の夕刻、住まいの寺の庭の溝を越えようとして転んだことから床につき、昏睡に至り、そして3週間あまり後に没したようだ。

中国（唐）からインドをまたぐ大旅行を成し遂げ、現代に通ずる仏典を整え、時代をまたぐ偉業を達成した玄奘は、庭の溝をまたぐことをし損ねたことから、寝たきりとなり、死に至ったと見ることもできよう。

4 源 頼朝【みなもとの よりとも】（１１４７〜１１９９年、51歳没）

鎌倉幕府の初代征夷大将軍として武士の時代を切り開いた武将。

１１９８年12月27日、相模川で催された橋（重臣の稲毛重成が亡き妻のために架けた橋）の落成供養からの帰路、落馬したとされる（『吾妻鏡』）。その後、約20日を経て、翌１１９９年１月

13日に死去。

その死因については、定まっていない。「飲水の病（糖尿病）」、頼朝に殺された義経や安徳天皇らの祟りによるなど、多くの説が論じられている。落馬（墜落）してから約20日後に死を迎えていること、この間に様々な奇行が見られたゆえに「祟り」説が生まれたことから、慢性硬膜下血腫が死因という推察もできる。

つまり、馬（体高1.4〜1.8ｍ辺り）から墜落した際に頭を打つ。頭蓋骨の下にある脳を含む３つの膜（硬膜、クモ膜、軟膜）のうち、一番外側にある硬膜と脳との間（硬膜下）にある静脈（橋静脈）が破れ、約20日の間にジワジワと出血して血腫ができ、徐々に脳が圧迫されて様々な症状（頭痛、吐き気、マヒ、人格の変化、物忘れ、精神症状な

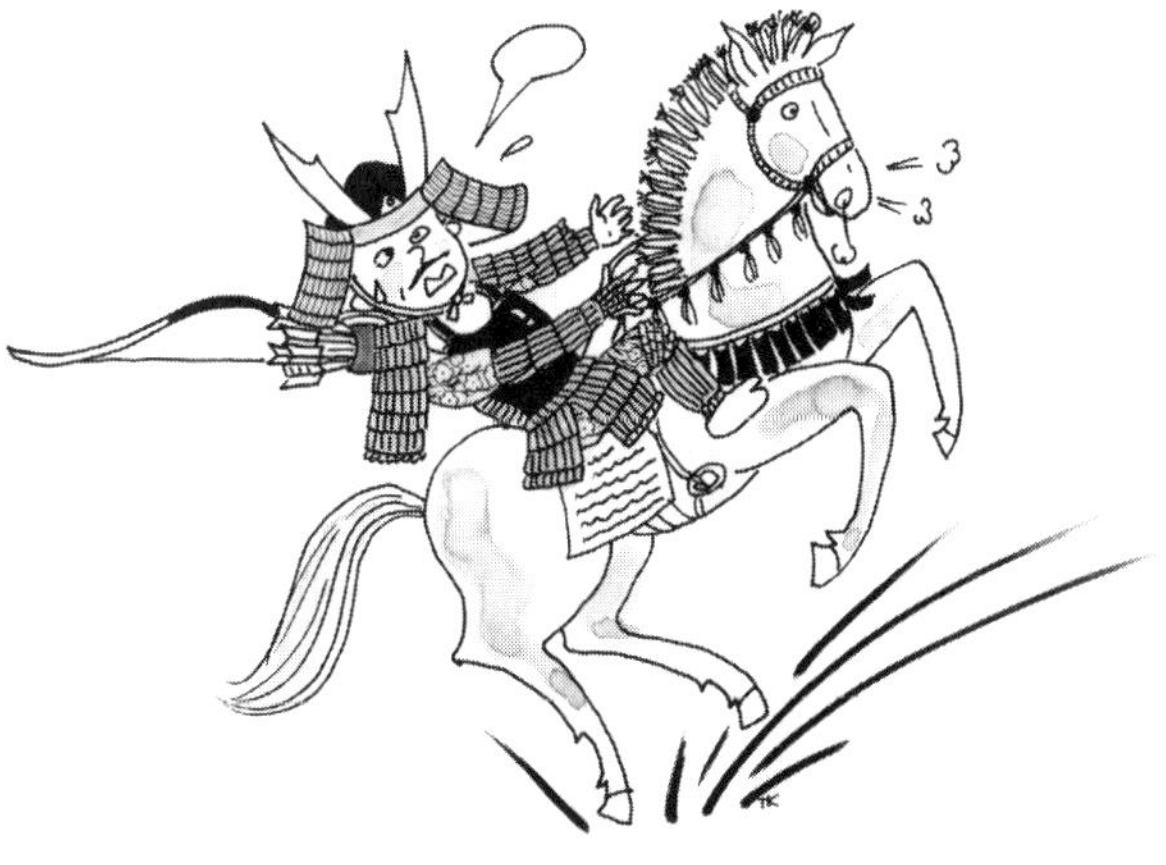

ど）をきたす。現代医療では、外科的手術により一命を取り留めることができるが、鎌倉時代当時には、その正確な診断や治療もできなかったために、頼朝は死に至ったのではないか。

高齢者（脳が委縮しており、若い時に比べて橋静脈が張った状態にあるため、わずかな外力で破れやすい）の頭部外傷後の慢性硬膜下血腫の発生リスクと多彩な心身の症状に留意すべきことを、源頼朝は身をもって伝えてくれたのかもしれない。

5 四条天皇【しじょう てんのう】（１２３１〜１２４２年、12歳没）

鎌倉時代の第87代天皇、２歳で即位。近習や女房を転倒して驚かせようとして、イタズラ心で御所の廊下に滑りやすい石を並べた。そして、その仕掛けがうまくいくかをチェックするために、一度、自分で石を踏んで試したところ、誤って転んでしまい、頭を強打しそれが原因で死去したとされている。

12歳の男の子と言えば、元気いっぱいでイタズラざかりの頃だ。現代でもちょっとしたイタズラ心で、様々な仕掛けをすることがあるだろう。学校の廊下の一部に滑りやすい仕掛けをしたり、マットをずれやすくして友達を転ばせて歓声をあげるなどの例もあるかもしれない。

滑って転んで頭を打つと、重篤な場合には命に関わる事態を起こすことを四条天皇の例は教えてくれている。2歳で即位し、自分で仕掛けたイタズラで転んで死去したという事実が長く伝えられているのは、誠に気の毒な限りだ。

6 ナーシルッディーン・ムハンマド・フマーユーン（1508～1556年、47歳没）

北インド、ムガル帝国の第2代君主。

1556年1月24日夜、デリー城の図書館の屋上で、占星術師と議論した後、階段を降りようとした。その時、近くのモスク（イスラム教の礼拝所）から夕方の礼拝（サラート）を呼び掛けるアザーンの声を聞いて、急いでモスクに向かおうとしたが、長い衣服の裾に足を取られて階段から転げ落ち、石段で頭を強打し、その衝撃で頭蓋骨が砕け、2日後に死去したと伝えられている。幾多の戦いの末、インドを奪還して、王座に戻って6カ月後であった。

国内外の各所に階段が数多くある。屋内の木製の階段もあれば、屋外の鉄製、石段など、様々だ。昇る時には自分の体重を脚の力で持ち上げなければならないので、それほど速い動作にはならないが、階段を降りる時には脚の力プラス重力が加わり、速い動作となる。さらに、何か用事があったり、時間を気にして急いでいる時には、しばしば転がり落ちることになる。まして、衣服の裾が長いなど両脚を動かしにくい状態の時には、そのリスクは高くなる。

　フマーユーンは、ようやく王座の高みに復活した半年後に、階段から転落することで命を失くし、あっけなくその波乱万丈の人生の幕を降ろした。

7 小林一茶【こばやし いっさ】

（1763～1827年、65歳没）


松尾芭蕉、与謝蕪村と並ぶ江戸時代を代表する俳諧師。信濃国柏原生まれ。

　1820年11月21日、57歳の時、外出中の千曲川沿いの雪道で転び、その拍子に中風（脳卒中）

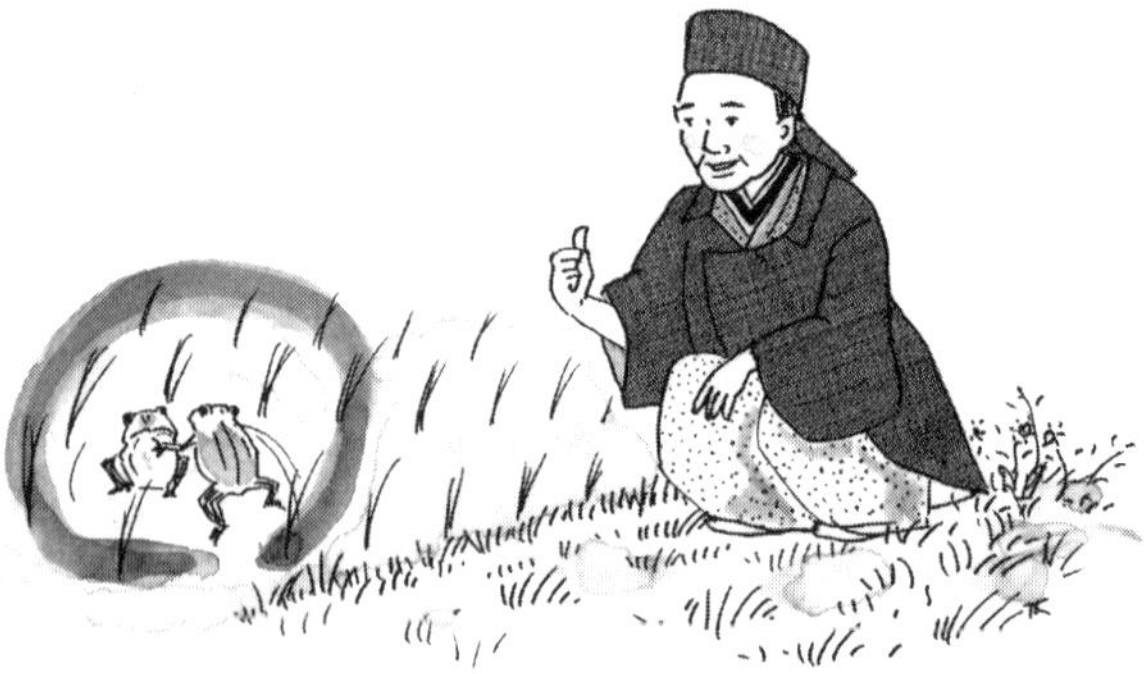

を起こし、一時、言語障害と運動障害をきたしたが、比較的、軽傷で、ある程度改善したようだ。

一茶は、「我と来て　遊べや　親のない雀」「痩（やせ）蛙　まけるな一茶　是に有（あり）」「やれ打つな　蝿が手をすり　足をする」などの句に象徴されるように、子どもや小動物の姿を素材にした俳句で知られており、優しく穏やかなイメージがあるが、実は晩年の精力絶倫ぶりの記録が残されているという。52歳で初婚、62歳で再婚、64歳で３度目の妻を迎え、４人の子はいずれも幼くして亡くなったが５人目の子は彼の死後に生まれた。１８２７年11月19日夕刻、脳卒中３度目の発作により死去。もし、雪道で転び、中風を起こさなかったら、さらに多くの俳句と共に、驚きの高齢男性の物語を残したことだろう。

8 スティーブン・コリンズ・フォスター（１８２６～１８６４年、37歳没）

19世紀のアメリカを代表する作曲家。アメリカ音楽の父と呼ばれ、「おおスザンナ」「草競馬」「故郷の人々（スワニー河）」「オールド・ブラック・ジョー」などの素朴で美しい旋律の親しみやすい歌曲を多く生み出した。

１８６４年１月10日、ニューヨーク市マンハッタンに滞在中のホテルの部屋で、粉々に割れた洗面台のそばで、頭部・頚部から大量に出血した状態で倒れているところを発見され、病院に搬送されたものの、3日後、出血多量で死去したという。転倒する数日前から発熱しており、酒におぼれていたこともあり、意識もうろうの状態でベッドから起き出して洗面所に入ったところでよろめいて転び、頭部を洗面台が割れるほど強くぶつけてしまい、その破片が頚動脈を切断させ、大出血をきたし命を落としたと推測されているようだ。

急にバランスを崩したり、意識を失くしたりして、目の前にあるガラス戸や陶器製の家具・テーブルなどに頭をぶつけて割ってしまい、頭、顔、首に切創をきたして大出血を引き起こす転倒事故は決して珍しくない。

実は、筆者も医学生の頃、そば屋で食べた夕食の天ぷらそばの油の具合が悪かったことが原因で、夜中にトイレに行こうとして、ガラス戸の前で意識もうろうとなり、前に転び、ガラスを打ち破り、その破片で顔に傷を負い（幸い首へのキズは免れた）、顔中血だらけになった。逆行性健忘（新しい出来事の記憶が想起できない）も起きたため、その時のことを全く覚えてはいなかったし、痛みもほとんどなかったように思う。

いずれにしても、転倒してガラスや陶器などを割ってしまい、その破片で首の動脈を切ると、大出血をきたして死に至ることがあると、フォスターの事例は教えてくれている。

フォスターが40代、50代まで生き、さらに多くの名曲を残してくれたらと、アメリカ国民のみならず、世界中の人々が、今も思っていることだろう。

9　三遊亭圓生【6代目　さんゆうてい えんしょう】

（1900〜1979年、79歳没）

大阪市生まれの落語家。桂文楽、古今亭志ん生、柳家小さんと共に、昭和の落語界を代表する名人の一人とされる。『らくだ』『御神酒徳利』『牡丹灯籠』など、人情噺から怪談噺まで、多彩なジャンルの落語を演じた。

実は、幼少期は、「豊竹豆仮名太夫」の名で、子ども義太夫（母が相三味線を担当）の芸人とし

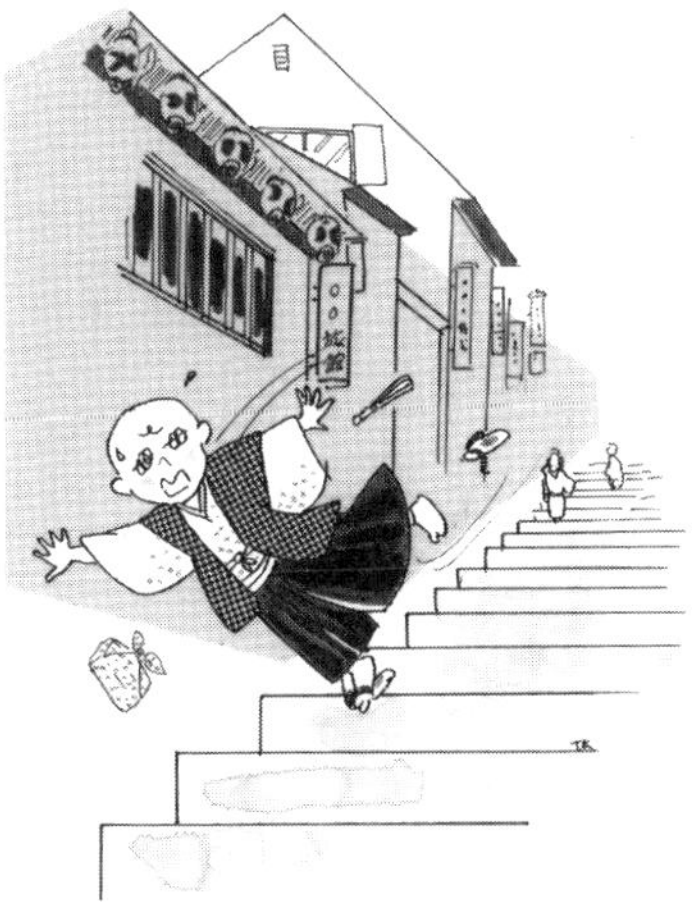

て寄席に出演していた。１９０９（明治42）年、９歳の頃、地方巡業で訪れた群馬県伊香保温泉の石段で転び胸を強打し、医師から義太夫を語ることを止められ、子ども義太夫から落語家に転向したという。

幼年の男の子が、温泉地の屋外の石段で転びケガをしたことから、芸人としての仕事を転向した。もし、その転ぶ事件がなかったら、時代を代表する落語の名人は生まれなかったであろう。転倒が人生を大きく変えた人物例だ。

10 アレクセイ・ニコラエヴィチ・ロマノフ（１９０４〜１９１８年、13歳没）

ロシア帝国最後の皇太子。約３００年続いたロマノフ王朝最後の皇帝ニコライ２世の第１皇子。１９１７年のロシア革命（２月革命）で、父ニコライ２世が退位し、家族は監禁生活に置かれた。

ニコライ2世とアレクサンドラ皇后の間の第5子（姉4人）にして、初めての男子であり、夫妻の待望の皇太子であったが、母親を通じてイギリスのヴィクトリア女王の家系から遺伝的にもたらされた血友病（先天的に血液凝固因子の不足により血液凝固異常が起こることで出血しやすい。特に関節内・筋肉内の出血が多い。男子に発症する例がほとんど）を有していた。

アレクセイは、監禁中のトボリスク（チュメニ州の都市）の建物内の階段をソリに乗って降りて転び、脚の付け根を負傷し、激しい痛みに苦しんだという。ケガそのものと脚の内出血とが重なり、痛みが強かったのであろう。次第に自力での移動が困難になり、車イス生活となっていたようだ。

そして、１９１８年7月17日、エカテリンブルク（スヴェルドロフスク州の州都）の建物の地下室で、父母と４人の姉と、４人の使用人と共に残酷な方法で殺害された。

アレクセイの階段での転ぶエピソードは、イタズラ好きの男の子としての遊び心が現れた最後の振る舞いであったと共に、ロマノフ王朝３００年の輝かしい歴史が転落していく様を象徴しているようだ。

11 マリア・スクウォドフスカ＝キュリー（１８６７〜１９３４年、66歳没）

ポーランド生まれ。放射線の研究で、１９０３年のノーベル物理学賞、１９１１年のノーベル化学賞を受賞した女性科学者。研究仲間のフランス人科学者、ピエール・キュリー（１９０６年、

46歳で交通事故により没）の妻という意味で「キュリー夫人」と呼ばれる。

長年の放射線被曝により、健康を損ね、後に再生不良性貧血と診断されている。

１９３２年（64歳）、転んで手首の骨折をきたしたが、その負傷がなかなか回復せず、頭痛や耳鳴りなどの様々な体調不良に悩まされたという。そして、１９３４年7月に死去した。

2度のノーベル賞受賞という輝かしい栄誉に浴したが、その一方、事故による夫との死別、自身や研究スタッフの放射線障害など、まさに波乱万丈、「人生七転び八起き」の生涯であった。

12 南方熊楠【みなかた くまぐす】（１８６７〜１９４１年、74歳没）

和歌山市生まれの博物学者、生物学者、民俗学者。多数の言語を使いこなし、博覧強記であり、超人的な知性とあふれる好奇心で分野を超えた多彩でスケールの大きな学術研究活動を続けた。「日本人の可能性の極限」（柳田國男）や「日本版レオナルド・ダ・ヴィンチ」「万能の天才」などと評された在野の学者。

天衣無縫で野人的な行動・奇行が伝えられているが、昭和天皇へのご進講の実績もあり、一方、猫好き、あんぱん好き、風呂好きなどの愛すべき一面もあったという。

１９３８（昭和13）年、70歳の頃から、からだにいろいろな故障が生じ、１９４１（昭和16）年8月、南紀を襲った大暴雨の中、裸のままで外で研究活動をしていたことから体調を崩し、床につき、いったんは回復したかに見えたが、12月に入り、さらに衰弱してトイレで倒れて後頭部を打つなどし、筆記も不自由となり、以後、病状が重くなり、死去したという。

心身共に実に強靭で、「知の巨人」と評される国内外で精力的な活動をした熊楠だが、トイレで倒れるほどからだが弱り、からだの内なるひずみをきたしていたのだろう。

「からだが弱っているので転ぶ」「転んだ結果、病気や大ケガをして寝たきり、要介護に至る」「転倒は結果であり、転倒は原因ともなる」という論理を、この知の巨人が教えてくれているようだ。

13 三島由紀夫【みしま ゆきお】（１９２５〜１９７０年、45歳没）

東京市四ツ谷区（現東京都新宿区四谷）生まれの小説家、劇作家。日本文学界を代表する作家で、ノーベル文学賞候補になるなど、国際的にも評価された。満年齢と元号の昭和の年数が一致していることから、三島の人生の節目と昭和の時代の歴史的出来事を重ねて語られることがある。

1947（昭和22）年11月に東京大学法学部を卒業後、大蔵省に入省し、銀行局の勤務となった。学生作家時代からの文章力を期待されて、大蔵大臣の演説原稿を書く仕事などをさせられたりする一方、長編・短編の多くの小説を発表し、大蔵官僚としての役所勤めと作家としての執筆活動の二重生活が続いた。

1948（昭和23）年の7月か8月、23歳の時、そうした二重生活の過労と睡眠不足の中、雨降る朝の出勤途中、長靴が滑って渋谷駅のプラットホームから線路に落ちた。幸い、電車が来る前に這い上がることができ、大事には至らなかったが、危なかったという。

この転落事故を契機に、それまで息子が職業作家になることを拒んでいた実父が許し、「作家一本槍」で行くことを認めてくれ、同年9月に大蔵省を退職するに至った。

プラットホームから誤って落ちるほどの疲れ、寝不足になるまで役所の仕事を懸命にしつつ、自身の本来の希望である作家としての執筆活動を続けている三島の姿が、実父の考えを変えたのであろう。

「転ぶ」という事象は、骨折や頭の大ケガの原因となる面に目が行きがちだが、「転ぶくらいにからだが弱っている」から転ぶと、とらえるべきだろう。

このプラットホームでの事故により創作活動に専念することができるようになった三島は『仮

面の告白』（１９４９年）、『潮騒』（１９５４年）、『金閣寺』（１９５６年）、『鹿鳴館』（同年）などの長編小説、戯曲を次から次へと世に出すに至る。転倒が、彼の人生を変えたと言っても良いだろう。

14 宮城道雄【みやぎ みちお】（１８９４〜１９５６年、62歳没）

兵庫県神戸市生まれの作曲家、箏《そう》曲家。箏曲『春の海』『さくら変奏曲』『越天楽《えてんらく》変奏曲』などの代表作があり、随筆による文筆家としても評価が高い。乳児期の眼疾患により、8歳頃に失明。それを転機に音楽の道を志す。

１９５６（昭和31）年6月24日夜、大阪で予定されていた演奏会に出演するため、東京駅発の下り夜行寝台急行列車「銀河」に、付き添いの内弟子と共に乗車。25日の午前3時頃、愛知県刈谷市の刈谷駅の手前辺りで宮城はトイレに行こうとして寝台から出たが、車両デッキの客車ドアをトイレのドアと勘違いして開け、車外に落ちたようだ。

その後、下り貨物列車の機関士が線路内の異常を発見して、隣の大府駅に通告して救助され、刈谷市内の病院に搬送されたが、午前7時15分に死亡。

私事で恐縮だが、筆者は大府市の生まれ、刈谷高校出身ということもあり、子どもの頃から、宮城道雄の鉄道車両転落死の事故については、しばしば耳にしていた。今、そのことを記述することになった巡り合わせに、ある種の感慨を抱いている。

宮城は、毎春、庭先で鳴く小鳥が同じ鳥なのかを聞き分けるほど、鋭敏な聴覚を有していたという。その一方で、物に対する勘は、「非常に悪い」と自ら述べたり、友人の作家・内田百閒《ひゃっけん》から「カンの悪い盲人」と評されていたようだ。

視覚障害者が、鉄道の線路に落ちる事故は、現代でも発生している。

２０１６（平成28）年８月15日、東京メトロ銀座線・青山一丁目駅ホームで、盲導犬を連れてい

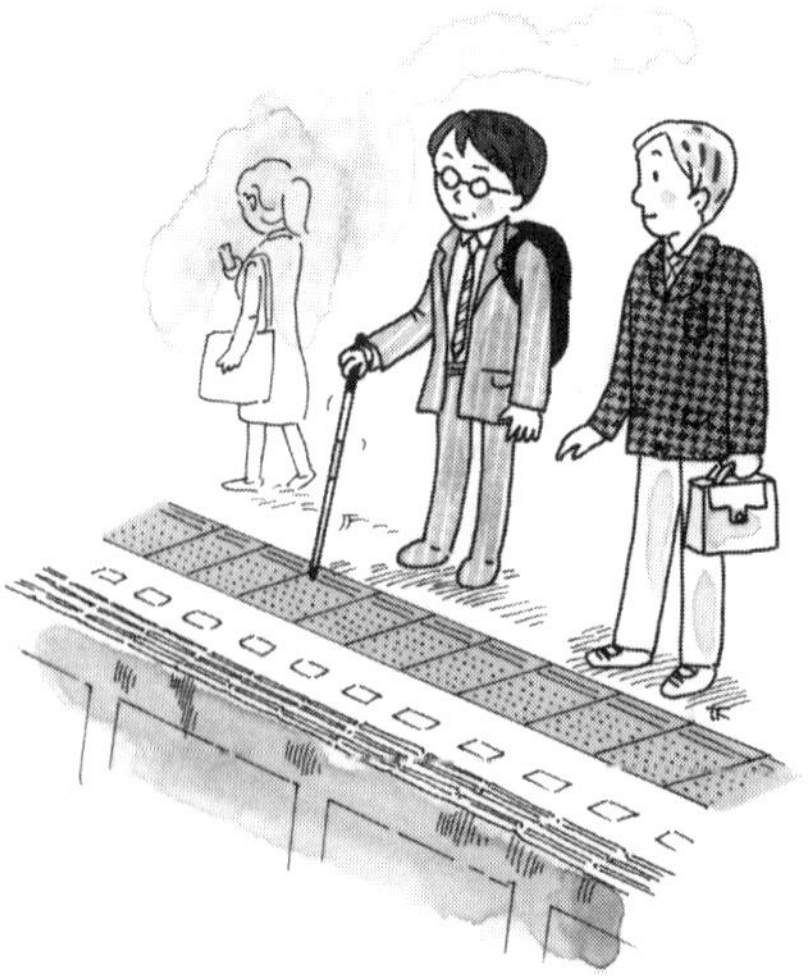

た視覚障害者男性（55歳）が近くの職場から帰途、線路に転落して進入してきた電車にはねられ死亡した。盲導犬は、ホームに取り残された。

駅のホームは、視覚障害者にとって「欄干のない橋」「柵のない絶壁」と呼ばれる危険な場所だ。この事故以降、各鉄道会社によりホームドアの設置が急速に進められるようになったが、さらなる予防対策が求められている。

15 永井荷風【ながい かふう】（1879〜1959年、79歳没）

東京市小石川区（現東京都文京区小石川）生まれの小説家。『あめりか物語』（1908年）『ふらんす物語』（1909年）『冷笑』（1951年）『濹東綺譚《ぼくとうきたん》』（1937年）『断腸亭日乗』（1917〜1959年）などの作品がある。

1946（昭和21）年から市川市内に住んでいたが、1957（昭和32）年、78歳、同市内八幡町に家を新築し、一人で住み、これが終の棲家となる。食事は主として浅草のアリゾナという店までタクシーで通い、それ以外は家のすぐ近くの大黒屋という大衆食堂でとる日々。

1959（昭和34）年3月1日、アリゾナで昼食を食べてから歩いているうちに、雨の中で転び、膝を強打。「病魔歩行殆困難（『断腸亭日乗』）」と記されていたようだ。以来、荷風はほとんど家に引きこもり、4月30日の朝、遺体で見つかったという。

終生反俗的な文明批評家の姿勢を貫いた作家も、転倒するくらいに病（胃潰瘍）によりからだが衰弱していた。結果、さらに病状が悪化して波乱万丈の人生の幕を閉じた。

16 ジャイアント馬場【じゃいあんと ばば】（1938〜1999年、61歳没）

新潟県三条市生まれのプロ野球選手、プロレスラー。身長209㎝、体重135kgの巨体（脳下垂体腫瘍による巨人症と見なされる）から「ジャイアント」とのリングネームが付けられた。

三条実業高校硬式野球部のエースとしての活躍ぶりを買われて、高校を2年で中退し、1955（昭和30）年に読売ジャイアンツに投手として入団。

1960（昭和35）年1月（22歳）、巨人を自由契約となったことから、大洋ホエールズのキャンプにテスト生として参加するなど、移籍準備を進めていた。そんな時、宿舎の風呂場で誤って転倒し、からだごとガラス戸に突っ込んだ。2m、130kgを超える巨体がガラス戸を割る様は、すさまじかったであろう。幸い頚部の動脈を切って大出血に至るようなことはなかったが、左肘に17針を縫う外傷をきたすと共に、左手指の運動障害（後に回復）が残ったため、投手として野球を続ける自信が持てないと判断し、球界を去ることになったという。

その後は、プロレスラー（「16文キック」などの得意技は有名）、テレビタレントとして、活躍した。転倒が人生を大きく変えた代表的な例の一つとなった。

17 山本周五郎【やまもと しゅうごろう】（1903〜1967年、63歳没）

山梨県北都留郡初狩村（現大月市）生まれの小説家。『日本婦道記』（1958年）『樅の木は残った』（同年）『ながい坂』（1966年）など、時代小説、歴史小説を数多く残した。

元来、自身で頑健さを誇るほどの丈夫なからだであり、健康には一家言を持っている人であったという。

1964（昭和39）年の暮れ（61歳）、横浜市内の仕事場、旅館「間門園《まかどえん》」から外出しようとして、石段を踏み外して転び、肋骨（2本）骨折をして入院。それ以来、急速に衰弱していったようだ。

「晩年は、からだの具合は、とにかくよくなかった」と、きん夫人が語るように、体調は悪化し、やつれ、1967（昭和42）年2月14日、「山へ…」と言って絶命した。

「踏み殺しても死なないだろう」と笑うほど、頑丈なからだを自慢していた周五郎も、通り慣れた石段を踏み外すほど、からだが衰え弱り、それを契機に負の連鎖反応をきたして病（肝炎と心臓衰弱）が悪化して、人生の幕を閉じた。

若い時よりも年を重ねた方が転びやすく、健康な人よりも病気の人の方が転びやすい。よく運動し、からだを動かしている人よりも運動不足の人の方が転びやすい。この論理が、私たちが日本で初めての「転倒予防教室」を旧東京厚生年金病院（現ＪＣＨＯ東京新宿メディカルセンター）に開設して12年間運営した時の基盤であった。

いつも元気で病とは無縁と思われている人が転んだ時は、からだからの黄色信号が点灯したとみなし、それまでの生活習慣を見つめ直し、それ以降の生活改善をしっかり考えることが大切であろう。

18 花菱〆吉【はなびししめきち】（1910年〜？）

大阪生まれの昭和期に活躍した女流漫才師。当時では珍しかった女性同士のしゃべくり漫才コンビ「花菱〆吉・花柳貞奴」の一人。体重100kgに近い巨体の〆吉と細身の体型の貞奴のコントラストを素材にしたネタ（後の今いくよ・くるよの芸風につながる）などを得意とした。〆吉がフラッと倒れて重いからだをゆっくり起こすようなギャグもあったという。〆吉は巨体が災いして、乗っていたバスが急停車して転び、負傷。そのため舞台に立てなくなったようだ。１９７２〜１９７３年頃、コンビを解消して２人とも引退した。

バスに乗車していて、立ったままの乗客が、急発進、急停車した際や急カーブを曲がる時などにバランスを崩して、転び大ケガをする事故が起きることがある。

まして、肥満体の場合、からだの重心の位置が高くなり、バランスを崩しやすいこと、動脈硬化などの生活習慣病を有していることが多いために、運動機能・感覚機能の低下をきたしていることも多く、転ぶリスクが高いと言える。

面白い漫才で笑い転げるのは心身の健康に良いが、バス車中で転ぶことで、演芸場の舞台ばかりでなく、人生の舞台から去る契機となった。

19　マイケル・レビン（１９３６〜１９７２年、35歳没）

アメリカ・ニューヨーク生まれの名ヴァイオリニスト。父親はヴァイオリニスト、母親はピアニストという音楽家の家庭に生まれ、いわゆる音楽の「神童」「早熟の天才」などと称されて少年時代を過ごした。

1950年（14歳頃）に、ニューヨーク・フィルハーモニーと共演したカーネギー・ホールデビューで大成功を収め、以後、10代後半から20代前半にかけて、コンサート、テレビ番組出演、豪州・欧州での演奏旅行や録音活動など、過密なスケジュールの中、華々しい活躍をした。

1960年代（20代半ば）から、私生活では感情が不安定になり、妄想にかられるような状況にまで陥り、1960年代末（30代前半）には、麻薬の常用がささやかれるようになったようだ。

1972年1月19日、ニューヨーク市マンハッタンの自宅アパートで誤って転倒し、そばにあったイスで頭部を強打したことにより死去（自身の演奏スタイルに行き詰って自殺、薬物過剰摂取説もあるようだ）。

「ヴァイオリンの鬼才」「神業」の演奏などと称され、音楽界の頂点を年若くして極めたレビンが、いわゆる「大人の壁」を乗り越えることが難しくなった時期に悩み苦しみ、葛藤の揚げ句、薬物に逃避し、心身の安定を失い、結果、「転倒→頭部外傷→死」に至ったと解釈できよう。

スポーツ、演劇、芸能などの世界では「天才少年・少女」と称され、いっときもてはやされた子どもが、大人になってからは一向に進化せず、平凡な姿に変わってしまう例は少なくない。さらには、「人生の転落」をきたして犯罪に手を染めたり、自ら命を絶つなどの不幸な末路を迎えた例もある。

麻薬などの違法薬物の常用が、心身を荒廃させ、転倒して命を落とすという人生の転落の悲劇を招いた事例だろう。

20 藤原義江【ふじわら よしえ】（1898～1976年、77歳没）

英国（スコットランド）人の父と日本人の母との間に山口県下関市で生まれ、大阪で育った男性オペラ歌手、声楽家（テノール）。

愛称は「我等のテナー」。大正、昭和の時代を波乱万丈、自由奔放に生きつつ、日本に正統派のオペラを定着させようと活動した。

藤原義江は、1923（大正12）年頃から帝国ホテルをよく利用していた。1974（昭和49）年12月、76歳の時、帝国ホテル内で転び、東大病院に入院、治療して回復したが、翌年6月、再び転び、腰の骨を痛め、その夏を都内の病院で過ごしたという。以後、次第に衰弱し、1976（昭和51）年3月に、人生の終止符を打った。

藤原は、パーキンソン病に侵されており、歩行に支障をきたし、しばしば転んでいたようだ。

パーキンソン病は、英国のジェームズ・パーキンソンにより「振戦麻痺」という名で初めて報告されたことから、その名がある。(1)安静時の手足の震え（振戦）、(2)動作がゆっくりと小さくなる、(3)筋肉のこわばり、(4)姿勢をうまく保ちにくい、などの症状が現れ、転びやすくなる。

中高年男性に発症することが多く、日本では難病（特定疾患）に指定されている。すり足、小刻み歩行、すくみ足、加速歩行、方向転換がうまくできない、さらには顔の表情が乏しくなる仮面様顔貌《かめんようがんぼう》などの特徴がある。

国際人らしく、世界を股にかけて歌い続け、長身で美男・美声のために多くの浮名を流しつつも、最期まで女性を愛し、女性に愛された藤原。立ち姿が美しく、颯爽とした歩きぶりであったが、晩年はからだを思うように動かすことができなくなり、転倒を繰り返し、美しくよく通る声も次第に弱々しくなっていったのだろう。

21 キャス・デイリー（１９１５〜１９７５年、59歳没）

米国のラジオ、テレビ、映画、音楽の世界で活躍をした女優、歌手、コメディエンヌ。

１９７５年3月22日、デイリーは、自宅アパートの部屋で、ガラス製のコーヒーテーブルの上に転倒した姿で発見され、割れたガラスの破片で喉を切り、帰宅した夫が発見する前に、彼女は失血により死去していたようだ。

ガラス製の家具、テーブルや扉、戸、大きな鏡、洗面台などは、多くの家庭、オフィス、ホテル、デパートなどに備えられており、それが転倒により命を奪う凶器と化すとは、日常の暮らしや業務の中では思いもよらないことだろう。

しかし、現実にそうした死亡事故は古今東西発生しており、たとえ幸いにも重篤事故には至らなくても、軽傷の転倒事故は多く起きているのだろう。

起こり得る危険な事態を想定して事前に対応するのが、広い意味の危機管理の内の「リスク・マネジメント」と呼ぶ（事後対応のことは「クライシス・マネジメント」として区分する）。

身の回りにあるガラス製（陶器製を含めて）の家具などをチェックし、万一、転んでからだを打ち付けて割ってしまうリスクを想定し、配置を工夫する、あるいはガラス破片飛散防止カバーシートを貼るなどの事故防止対策を講じておくことが必要である。

22 ウィリアム・ホールデン（1918〜1981年、63歳没）

米国の俳優、ハリウッドの正統派二枚目スター。「1950年代を通じて興行的に最も信頼できるスター」と称され、『第十七捕虜収容所』（1953年）『慕情』（1955年）『戦場にかける橋』（1957年）など、世界映画史を代表する名作に多数出演し、活躍した。その後、いっとき人気が下降したが、『ワイルドバンチ』（1969年）『タワーリング・インフェルノ』（1974年）『ネットワーク』（1976年）などの作品で再び名優として存在感を示した。

しかし、私生活での事業不振、呼吸器疾患、女性関係などから、晩年はアルコール依存症をきたしていたようだ。

1981年、自宅で泥酔状態で転倒してテーブルに頭を打ちつけ、頭を大きく切り、出血多量で死去し、その発見は死後4日たってからだったという。

検死を担当したのは、その分野の権威である日本人医師・トーマス野口であったが、ハリウッドの伝説的スターにふさわしからぬ死因を社会に明らかにしたことで、バッシングを受け、ロサンゼルス検視局局長を辞職に追い込まれるという事態を招いたようだ。

23 小松方正【こまつ ほうせい】

（１９２６〜２００３年、76歳没）

長野県松本市生まれの俳優、声優。強面《こわもて》で、いかつい風貌と低音のドスのきいた声が特徴で、アクの強い悪役や憎々しい敵役で名脇役としての存在感を示すと共に、多彩な役柄を演じた。『絞死刑』（１９６８年）『不毛地帯』（１９７６年）『マルサの女２』（１９８８年）など、数多くの映画、テレビドラマに出演。また、映画のナレーション、アニメや外国映画の吹き替えなどでも多くの作品に出演し活躍した。

１９８２（昭和57）年８月18日、55歳の時、映画の撮影中に転倒して頭蓋骨骨折をきたす。その後も糖尿病など数々の病気と闘いつつ、役者の仕

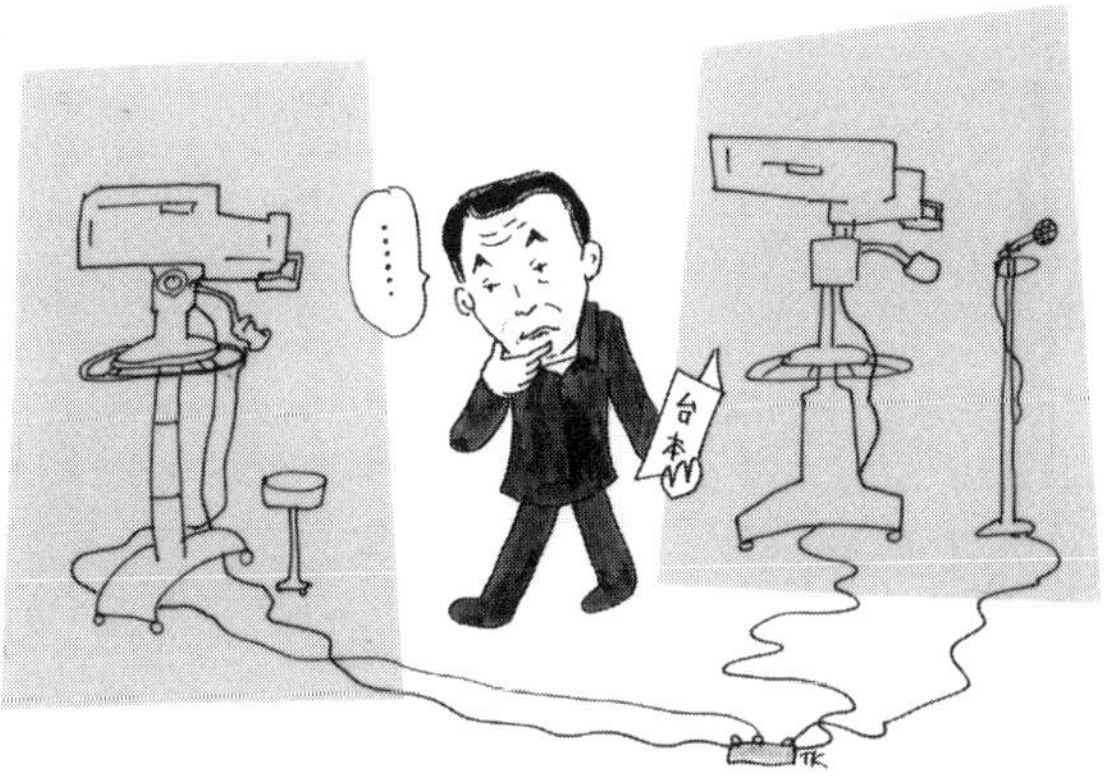

事を続け、２００３（平成15）年、敗血症にて死去。

映画やテレビドラマなどの撮影現場では、様々な事故が起きる。その中でも転倒・転落による骨折や頭部外傷をきたした例は少なくない。脚立の一番上の狭い部分に足を乗せて、作業中にスタッフが転落、撮影現場を偶然通りかかった一般の歩行者や自転車に乗った人が撮影に気を取られて、現場に設置された電気ケーブルなどに引っ掛かって転倒。役者自身が撮影中に自転車で転倒して脊髄損傷した例もある（滝川英治、ドラマ『弱虫ペダル Ｓｅａｓｏｎ２』、２０１７年９月）。さらにはロケ地の雪道で滑って転倒して手首を骨折するなど、撮影現場での転倒事例は枚挙にいとまがない。

床や通路に様々な撮影機材やコード類が置かれていたり、旅先（ロケ地）の気候、風土、環境などは、慣れないために予期しない転倒、転落が発生しやすくなると心得て、いつも以上に注意すべきと、小松方正が低音のドスのきいた声で伝えてくれていると信じたい。

24 神田隆【かんだ たかし】（１９１８〜１９８６年、68歳没）

東京市赤坂区（現東京都港区）生まれの俳優。東京大学文学部を卒業後、日本出版文化協会を経て、映画・テレビの世界に入る。『警視庁物語』シリーズ（1956〜1964年）のベテラン刑事役や会社の重役などを演じていたが、1970（昭和45）年代以降、悪役や黒幕役の仕事が増えた。元首相の佐藤栄作に顔立ちが似ていることから、映画『金環蝕』（1975年）『不毛地帯』（1976年）（いずれも山本薩夫監督）では、佐藤がモデルとされる首相や大蔵大臣の役を演じるなど、政財界の大物役を多く演じ、存在感を示した。

1985（昭和60）年、67歳頃から、狭心症を患っていたようだが、1986（昭和61）年7月13日の早朝7時5分、藤田まこと主演の人気テレビ時代劇『必殺』シリーズの『必殺仕事人V・激闘編』（最終回、第33話、松平伊予守役）の撮影を終え、京都駅から東京へ帰宅する途中、新幹線プラットホームに向かうエスカレーターに乗っている時に狭心症の発作を起こして転落。すぐに市内の病院へ搬送されたが、頭蓋骨を骨折し、そのまま絶命したという。

後に、永六輔が、その著書（『あの世心得』、文春ネスコ、2003年）の中で、「畳の上で死ねない役柄が多かったが、彼（神田隆）にせめて畳の上で大往生をさせてあげたかった」と述べている。

エスカレーターでつまずいて転んで骨折などの大ケガをする例は少なくない。ただし、神田隆の例は、単にエスカレーター利用中に転んだだけではなく、狭心症の発作を起こしたことが転倒の最大の原因で、結果、転落し、頭蓋骨骨折をきたしている。

かなり体格が良く、貫禄たっぷりの俳優であったことから、肥満、動脈硬化、高脂血症、高血圧など、いわゆる生活習慣病の危険因子を保有していたかもしれない。かなりのヘビースモーカーであれば、なおさらである。その結果、狭心症をきたし、おそらく事故前にも幾度も発作を起こしていたと推察される。

当時人気の、テレビドラマシリーズの最終回の撮影を終え、それまでの疲労が一気に出たことが契機になったのかもしれない。

エスカレーターで転落した時も、もし元気な状態ならば、何らかの身を守るとっさの動作をとれたであろうが、それも叶わず、大きな体格の男性が転がり落ちて頭を強打したことで死に至ったのであろう。

25 岡崎嘉平太【おかざき かへいた】（1897〜1989年、92歳没）

岡山県吉備郡大和村（現加賀郡吉備中央町）生まれの実業家。日本銀行を経て、戦後、多くの企業の再建・設立に関わり、全日本空輸（株）の社長などを務めた。日中国交正常化に尽力し、特に周恩来国務院総理（首相）とは深い友情の絆で結ばれていた。

１９８９（平成１）年9月22日、自宅の階段で転んで頭部を強打し、急性硬膜下血腫により死去したとされる。

岡崎は、１９５２（昭和27）年に全日空の前身である、日本ヘリコプター輸送（株）の副社長を経て、１９６１年（昭和36）年、全日空（１９５７〈昭和32〉年に社名変更）の第2代社長に就任している。赤字経営であった同社を再建し、国内線航空会社として、安定的な地位を確立させたが、１９６６（昭和41）年に羽田沖墜落事故、松山沖墜落事故が相次いで発生し、翌１９６７（昭和42）年に責任を取って社長を辞任した。

「墜落」という言葉は、こうした飛行機事故の際などによく用いられるが、一方で、救急医療の現場でも、人が「墜落」する事故が発生する。つまり、高いところから低いところに、からだがどこにも接することなく落ちる状態を「墜落」と定義している。さらに、同じ高いところから低いところへという場合でも、階段やスロープ、坂道などの上で転び、からだの一部が接しながら落ちる状態を「転落」、平地で転ぶ場合を「転倒」と定義している。英語ではこれらを含めて「ｆａｌｌ」という単語ですべて表現されるが、日本語ではいわゆる広義の転倒事故は、主にこの3つ（「墜落」「転落」「転倒」）に分類されている。

岡崎嘉平太は、「転落」していた全日空を救済したが、飛行機の墜落事故により人生の転換を迎え、日中国交正常化（1972年）の偉業を成し遂げた後、階段から転落して、その生涯を終えた。

26 松尾和子【まつお かずこ】（1935〜1992年、57歳没）

東京市蒲田区（現東京都大田区蒲田）生まれの歌手。1959（昭和34）年、24歳の時にデビューし、「ムード歌謡の女王」と称され、『東京ナイトクラブ』（フランク永井とのデュエット）『誰よりも君を愛す』（和田弘とマヒナスターズとの共唱）などのヒット曲で人気を博す。

1966（昭和41）年、8年連れ添った夫と離婚。以後、シングルマザーとして仕事をしつつ、息子を養う。しかし、その長男に、多額の小遣いを手渡していたせいか、中学からタバコを吸い、暴走族に入り、夜の豪遊、事業の失敗など、数々の行き過ぎた行動が積み重なった末、1991（平成3）年に覚せい剤取締法違反で長男は逮捕され、実刑判決を受けるに至ったという。

松尾は、世の厳しい糾弾を受け、芸能活動の大幅な自粛に追い込まれ、収入は激減。実業の面でも失敗し、多額の負債を抱え込んだ。すべてを失った松尾は、精神が不安定になり、体重もかなり落ち、酒と睡眠薬が手放せなくなったようだ。

そして、息子の逮捕から1年後の1992（平成4）年9月25日午前3時頃、自宅の階段から足を滑らせて転落して頭部を強打。その直後には同居していた甥に「なんでもない、大丈夫」と話したが、数時間後に容態が急変し、急性硬膜下血腫により間もなく死去したという。

「女王」の頂の座から次第に人生の階段を転落し続け、最期は酒と薬の日々の中、実際の階段から滑って転落して、人生のステージの幕を閉じた松尾和子の生涯だった。

睡眠薬は、アルコールと共に服用すると作用が増強するだけでなく長時間持続するとされており、午前3時という夜中に階段を降りようとした時には、すでに松尾は意識もうろう状態であったのかもしれない。また、その当時、自宅の階段に付ける滑り止めなどは普及しておらず、滑って転落する事故が今よりも多く発生しやすい状況であったと推察される。

27　西村寿行【にしむら じゅこう】（1930〜2007年、76歳没）

香川県男木島《おぎじま》で生まれた小説家。ハードロマンと呼ばれる作風で人気を博した。『君よ憤怒の河を渉れ』（1974年、映画化され大ヒット）、『犬笛』（1976年）『滅びの笛』（同年）など、多くの作品を残した。

1993（平成5）年春から下咽頭ガンで加療、退院後の12月（63歳）、転んで右手首を粉砕骨折して1994（平成6）年3月まで入院。私生活では菜食主義の一方、無類の酒好きで、バーボン、ウイスキーを好み、毎晩大量に酒を飲み続け、家族にたしなめられても止めることはなかったという。2007（平成19）年8月、肝不全のため死去。

ガン治療でからだが衰弱していて転倒し、骨折をした。転倒によって頭部を打撲するなどの負の連鎖をきたすことはなかったが、大量飲酒が健康を損ねたようだ。

28 ボリス・ニコラエヴィチ・エリツィン（1931〜2007年、76歳没）

ロシア連邦の政治家、同国の初代大統領（在任：1991〜1999年）。

酒好きで、その「酔っ払い」伝説は、枚挙にいとまがないようだ。議員時代、泥酔して足を滑らせて川に転落し、危うく命を落としかけたところを、通りがかった警官に保護されて一命を取り留めたという話もある。

1998年秋（67歳）、エリツィンが中央アジアのウズベキスタンを訪問し、首都タシケント郊外の大統領官邸での歓迎式典の最中によろめき、左側に居たカリモフ大統領に支えられ、そのまま左腕を預けた状態で立っていたということがあった。もし、カリモフ大統領がとっさに支える動作をしなかったら、世界中にエリツィン大統領の転倒の瞬間の映像が流れたであろう。

翌1999年6月（68歳）、ドイツのケルンで開かれたサミット（主要国首脳会議もしくは先進国首脳会議）に出席のためケルン空港に降り立ち、飛行機のタラップを降りようとした時にも、足元がふらつき、危うく転びそうになった。幸い、同行の夫人が手を差し伸べてからだを支えたため、大事には至らずに済んだ。

同年12月、エリツィンは、モスクワで行われたベラルーシ・ロシア連合国家創設条約の調印式で、

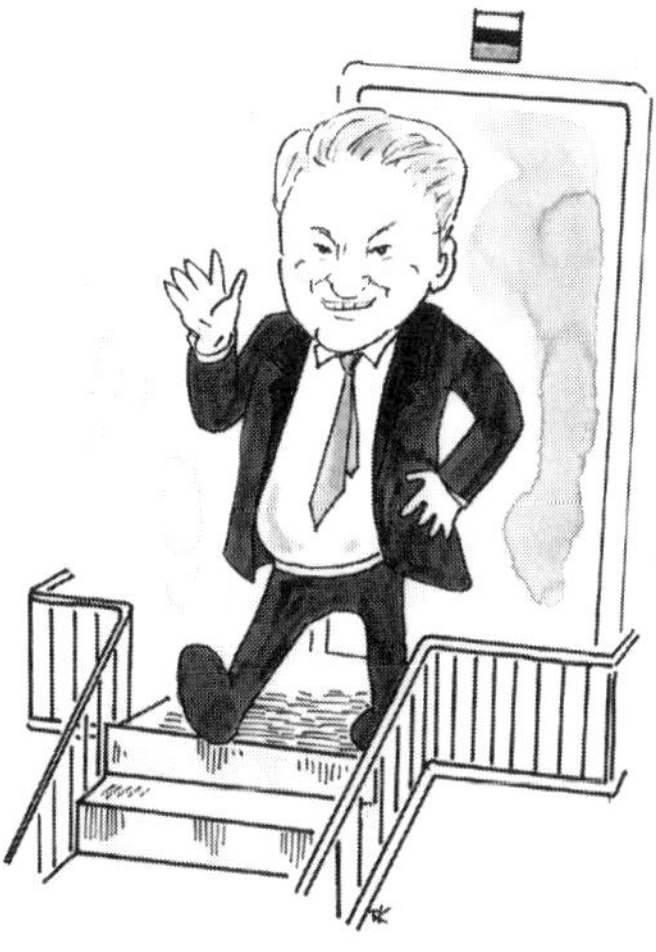

テキストを見ながら演説していたにも関わらず、突然「今、どこを読んでいるんだっけ?」という状態になったかと思えば、さらに混乱してしまい、よろめきながらテキストをひっくり返して独り言をつぶやき始めたという。

エリツィンは、1996年(65歳頃)に、虚血性心疾患のため、冠動脈(心臓の栄養動脈)のバイパス手術を受けた。つまり、動脈硬化が進展し、全身の血管の血流が悪くなっているその象徴として、心臓の病気をきたしていたと捉えられ、運動機能、感覚機能、認知機能が衰弱していたために、「あっちでグラッ! こっちでヨロッ!」となり、転びやすい状態を生み出していたと推察される。

そして、1999年12月31日正午に、テレビ演説を行い、電撃辞任を表明すると共に、後継者としてプーチンを指名した。

大統領の揺らぎ、転びやすさの増大が、国家の揺らぎを示し、歴史の転換と世代交代を余儀なくさせた。

29 赤塚不二夫【あかつか ふじお】（１９３５～２００８年、72歳没）

満州国で生まれた日本の漫画家。『おそ松くん』『ひみつのアッコちゃん』の大ヒットで人気を博し、『天才バカボン』などの作品により「ギャグ漫画の天才」と評された。

アルコール依存症や食道ガンの治療を受けながらも酒とタバコは止められなかった。２０００（平成12）年８月25日、65歳の時に自宅内で転倒して頭を打ち、急性硬膜下血腫と診断され、右手にマヒが現れたため緊急手術を行い回復した。

さらに、２００２（平成14）年、脳内出血で手術。２００４（平成16）年からは意識不明のまま植物人間状態であったという。２００８（平成20）年８月２日、肺炎により死去。

愛猫家であり、死んだふりやバンザイのできる芸達者な赤塚の飼い猫「菊千代」はＣＭにも出演し、人気を博した。

赤塚不二夫は、人生そのものがギャグに満ちていて、読者の抱腹絶倒、七転八倒を目指して、様々なアイデアと工夫を凝らしてたくさんの作品を生み出していった。人を笑い転がすことに、全身全霊をささげた生涯であった。

30 内海桂子【うつみ けいこ】（1922年～2020年、97歳没）

千葉県銚子市生まれ、東京・浅草育ちの芸人、漫才師、女優。漫才協会名誉会長。内海好江（1997（平成9）年胃がんのため死去）と1950（昭和25）年にコンビを結成し、音曲漫才コンビ「内海桂子・好江」として約半世紀にわたって人気を博した。好江の病死以後もピン芸人として活躍を続けると共に、若手漫才師の育成に努めた。

2005（平成17）年の暮れ（83歳）、内海桂子は東京駅の階段を降りる際に踏み外し、34段転がり落ちて手首を骨折し、入院・手術をした。「（芸人だから）受けた仕事は休まない」と普段から言っているとおり、年末・年始のラジオ・テレビなどの仕事を気丈にこなした。

2017（平成29）年1月8日（94歳）、出番を終えて外に出ると、冷たい雨が降っていた。いつものようにタクシーに乗り、自宅の前で降りた直後、縁石に足をかけた途端、つまずき転倒。5日後、治まらない痛みに耐えかねて病院へ行き、左大腿骨骨折と診断されて入院、手術となった。その後の懸命のリハビリテーションを経て、3カ月で舞台に復帰した。

さらに、復帰した直後の6月、自宅前で再び転倒し、背骨の圧迫骨折をした。

内海の東京駅での事故のように、「駅の階段を降りる」という場面は、転んでケガをしやすいようだ。列車内では車窓から遠くの景色を見てリラックスしていたのに、下車する際は、旅の荷物やバックを持ち、慌ただしい気持ちになる。しかも下車後、プラットホームから階段を降りていくということになると、手荷物を気にしながら歩みを進めていくために、一段一段の端が明瞭に見切ることが難しく、一層危険が高まる。

ましてや、寒さ真っ盛りの冬の季節であれば、本人は当然、周りの人も厚着をしており、普段よりもからだを動かしづらい。そうした様々な要素が重なって、内海は30段以上もの階段を転がり落ちたのだろう。しかし、手を床について勢いを収め、手首の骨折をしたが、頭を強打するような重篤な事態に至らなかったのは、さすが大正生まれの現役最高齢の女性芸人の意気地を感じさせる。

一般に、手首に骨折をきたした人は、転びやすい状態が始まったことを示している。そして、次に大腿骨の骨折をするリスクが高まり、手首の骨折をしていない人に比べ約3倍と言われている。また、転んで肩を強打して上腕骨を骨折した人も、次に大腿骨を骨折するリスクがあり、上腕骨骨折をしていない人に比べ約6倍となる。

さらに、一方の脚の大腿骨を骨折した人は、そうでない人に比べてもう一方の大腿骨を骨折するリスクが約9倍という。このように、次から次へと転んで骨折する負の連鎖のリスクを「骨折ドミノ」と、言われている。

内海桂子の度重なる転倒による骨折（手首、大腿骨、腰椎）はまさしく「転倒のプロ」「骨折のプロ」とも言えるほどのエピソードだが、その一方で、手術、リハビリテーションを経て、必ず舞台にたくましく復帰しているのは、「リハビリのプロ」と言うこともできよう。

転倒・骨折をして、体力も気力も落ち、「二度と転んで骨折しない」「家族にはもう迷惑はかけられない」と外出を控え、自宅の中での移動も制限する人は少なくない。中には大腿骨骨折後に四つ這いで移動していた高齢者もいるほどだ。

もちろん、転倒しない、骨折しないに越したことはない。しかし、大切なのは、転倒して骨折しても、自分らしく生きる意欲を失わずに、「転んだらおしまい」ではなく「転んだら起きればいいや」（書家・小畑延子さん１９９３〈平成５〉年作：５歳の時に事故で両腕の肘10㎝下部を失ったが、書家として活躍している）の心構えだろう。

七転び八起きの人生をしなやかに歩み続け、２０２０年８月22日、97歳で死去。

【第2章】
現代社会の転倒事例に学ぶ

歴史上の人物の転倒事例（転落、墜落を含む）を見ると、現代社会で生ずる転倒と共通した要因・原因があると同時に、その時代の社会であったが故の背景、習慣、人間関係も影響していると考えられる要素もあり、誠に興味深い。

ただし、古今東西、変わらぬ事実は「人は転ぶ」ということである。いつでも、どこでも、誰でも転ぶことがあり、そのリスクに気づき、いかにそれらを回避するか（転倒リスク・マネジメント）が、転倒予防の真髄と思われる。

次は現代社会での主な転倒事例を見渡すことで、どのようなリスクが周りに潜んでいるかを考えてみたい。

1 つまずく（躓く）

元々は、「爪（つま）突く」の意味で、歩いている時に、足の爪先が何かに引っかかってからだがよろけることだ。躓顚《ちてん》とは、つまずき倒れることを表している。ちなみに、「顚」は、現在の「転倒」の「転」の古い表記で「七顚（転）八倒」などで用いられていた。

「つまずく」は、本来の意味から派生して、物事が中途で「うまくいかなくなる、失敗する」

の意味でも使われる。英語の「ｓｔｕｍｂｌｅ」にも、両者の意味があり、洋の東西を問わず、人がつまずくことは共通している。

(1) フィデル・カストロ（１９２６〜２０１６年、90歳没）

キューバの政治家、革命家、軍人、弁護士。

１９５９年のキューバ革命により、キューバを社会主義国家に変え、同国の最高指導者となり、１９７６年から２００８年まで、国家評議会議長（国家元首）を務めた。日本では、一般に「カストロ議長」と呼称されていた。

革命直後の１９６０年9月26日、国連総会で、カストロは改革の本質を説明するが、その演説の長さは4時間半にも及んだ。これは、国連総会の歴史上で最も長い演説とされている。

さらに、カストロは7時間超に及ぶ自国での演説を直立のまま行ったという逸話があるが、気力、体力共に旺盛で、バイタリティーあふれる指導者として世界中に名を馳せた。

しかし、２０００年代（75歳頃）に入って高齢（後期高齢者）になり、次第に体力が衰え、長時間行っていた演説が徐々に短くなり、途中で倒れ込む場面も見られるようになったという。

２００４年10月20日（78歳）の夜、サンタクララ市の美術学校の卒業式での挨拶の後、演壇から降り、席に戻ろうとした時、コンクリートで舗装された床面の段差でつまずき、前に転倒し、左膝蓋骨骨折《ひだりしつがいこつこっせつ》と右上腕骨骨折をきたした。

　残されている映像をよく見ると、歩行時は前方を見ており、比較的大股歩きであったが、予期しない段差の端に右足を乗せたところで前方に投げ出されるように転倒し、左膝を床に強打すると同時に、左腕、次いで右腕を前方に突き出して身を守ろうとしている。

　高齢、病気、疲労など、様々な要因が背景にあったにせよ、カストロの体力、からだの機能（運動機能、感覚機能）がひどく衰弱していた結果、つまずき、転倒したのだろう。衆人環視の中で、転

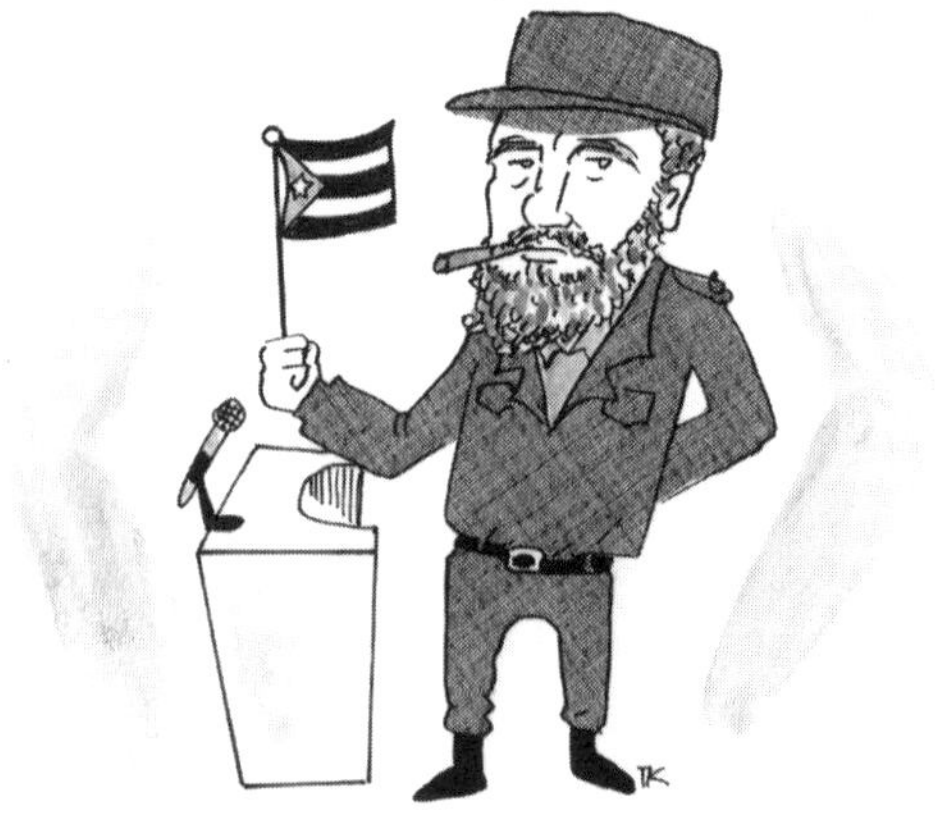

倒・骨折するほど、からだが弱っていたと考えるのが妥当である。

そして、２００８年２月、議長職務を辞することを決断した。

(2) 内館牧子【うちだて まきこ】(１９４８年〜)

秋田県秋田市生まれの脚本家、作家。元横綱審議委員会委員。

２０１７(平成29)年４月６日(68歳)、東京・赤坂アークヒルズの外周沿いにある桜坂で、満開の桜を見上げていて、段差に気づかずにつまずいて転倒した。右足の基節骨、中足骨の複数骨折をきたし、手術はせず、ギプス固定となった。

同年5月7日、都内で行われた、第7回「忘れられない看護エピソード」(主催：日本看護協会等)の表彰式には、ギプスを着けた姿で、車イスに乗って登場した。

桜に気を取られて花見を楽しんでいる時に限らず、歩いている最中に、雲行きを確認するために空を見上げたり、道路沿いの店舗の表示や目立つ看板、行き交う通行人などに気を取られたり、考えごとをしていたりして、目の前の段差や隆起に気づかずにつまずき、転んだ経験は誰にでもあるだろう。

超高齢社会となった現在、「二重課題」の評価テストや認知症予防の訓練などの形で、頭とからだを同時に使うテストが目新しい手法とするような傾向がある。しかし、日々の営み、行動は二重課題、三重課題の連続であり、その中で私たち二足歩行の人間は、いかに普通に、円滑に、安全に「歩く」「またぐ」「昇って降りる」などの移動動作を行えるかが問われているように思う。

(3) 山瀬まみ【やませ まみ】(1969年〜)

埼玉県浦和市(現さいたま市)生まれのバラエティ・アイドル(バラドル)、歌手、タレント、司会者。テレビ番組『新婚さん いらっしゃい』(朝日放送テレビ/1971年〜)で、落語家・桂文枝と共に司会を務める。

2017(平成29)年9月21日(47歳)、日本テレビ(東京都内)のスタジオで『天才! 志村どうぶつ園』のセット裏で転倒し、右膝蓋骨と左足第5中足骨の骨折をきたした。

転倒状況の詳細は公表されていないが、第5中足骨骨折の多くは、足をひねることによって起こること、反対側の右膝蓋骨が骨折するほど強く床に打ちつけたと考えられることから、テレビ番組のスタジオセットの裏を歩いている時に、床に置かれていた何かにつまずいて左足をひねって前に転び、右膝を強打して両足を骨折したことが推察される。

こうした状況は、前述のカストロ議長の転倒・骨折とも類似しており、床面や道路の段差、あるいはそれらの上に置かれている物につまずくリスクへの注意が必要であることを示している。

『新婚さん　いらっしゃい』では、新婚夫婦のトークの最中に、ＭＣ（司会者）の文枝が仰天して「イスから転げ落ちる（イスコケ）」という番組の名物リアクションが有名だが、もう一人のＭＣである山瀬まみは実際に転倒してしまった。しかし、早期に復帰し、「七転び八起き」ぶりを視聴者に見せたのは幸いだった。

（４）志位和夫【しい　かずお】（１９５４年～）

千葉県四街道市生まれの政治家、衆議院議員。１９９０（平成２）年から２０００（平成12）年まで、日本共産党書記局長を経て、２０００年より同党委員長を務める。

２０１８（平成30）年５月（63歳）の大型連休中、千葉県船橋市の自宅近くを散歩中、公園の段差につまずいて転倒し、「右」足のくるぶし（腓骨外果とみなされる）を骨折した。同党の幹部・穀田《こくた》恵二・同党国会対策委員長が記者会見でこのことを明らかにすると共に、「いろいろ仕事で骨を折っているものですから、つい本当の骨を折ってしまった」と説明した。また、共産党が政治の立場では「左派」に位置付けられていることになぞらえて、「さすがに左の方は健全です」とも述べた。

腕や脚の骨折では、右か左か、あるいは両側かによって、ケガをした後の生活の不便さが異なる。特に、利き手、利き腕側の手首、前腕、肘、上腕、肩の骨折である場合には、転倒して骨折をしたその時から、それまでごく普通にできていたことができなくなり、もしくはやりにくくなり、誠に不自由、不便な生活を送ることになる。

足、足首、下肢、膝、大腿の骨折では、杖を用いたとしても、左右いずれにしても、日常的に行う「立つ」「歩く」「またぐ」「昇って降りる」という動作が困難となり、場合によっては、車イスを使わざるを得ない状態となる。

とはいえ、急に転びそうになった時は、どちら側の骨を折る方がより不便さが少ないかを考える間もなく転倒し、「ボキッ！」と骨折をして「右派の人」も「左派の人」も、どちらの人も右往左往するものだ。

２すべる（滑る）

「すべる（滑る）」とは、物の表面をなめらかに移動することを表す。本来、その場にとどまっているつもりが、意に反してなめらかに動いてしまう場合もあれば、自身が意図的になめらかに移動する場合もある。

英語では、人・物が誤って何かの上で滑る場合を「ｓｌｉｐ」、氷や雪の上を意図的になめらかに滑るように進む場合（スケート、スキー、そりなど）を「ｓｌｉｄｅ」と区別しており、分かりやすい。

「すべる」を表す漢字の「滑」は、体内の骨がなめらかに動くことから、「なめらか」という意を表しているという。

実際に、人や物が「すべる」以外にも、「うっかり」言ったり、書いたりすることを「口がすべる」「筆がすべる」と表現する。また、試験に落ちることも「すべる」と表すために、入学試験前には「すべる」という言葉を使用することを避けるように注意をしたりするものだ。

また、周囲の人に笑ってもらおうと期待して発したギャグ、ジョーク、冗談や行動が、まったく相手に受けずに終わることも「すべる」と表現する。

「滑る」の表記以外にも、腰痛の原因の一つである「脊椎辷り症《せきついすべりしょう》」では、「辷」の漢字が使われる。

また、古典文学でも「すべる」という語が登場する。「位を退《すべ》らせ給ひて……」（『平家物語』「東宮立」より）では、「退位する」という意で、「夜も更くる程に、すべりつつ……」（『徒然草』第百九十一段より）では、「退出」するという意で用いられている。いずれも、「なめらかに移動する」ということが背景にある共通した所作・状況であろう。

（1）若尾文子【わかお あやこ】（１９３３年〜）

東京都豊島区生まれの昭和の時代を代表する正統派美人女優。亡夫は建築家の黒川紀章。

１９５２（昭和27）年、当時の人気女優、久我美子が急病で倒れ、その代役として銀幕デビューし、以後も映画出演を重ねて、人気女優としての地位を築く。

１９６６（昭和41）年、33歳の時、自宅の風呂場で転倒して負傷、全治2週間の治療を余儀なくされた。若尾が主演予定だった映画『女の賭場』は、当時脇役ばかりで芽が出なかった後輩、江波杏子（当時23歳、２０１８年76歳で没）が代役を務め、大評判となった。以後、江波の代名詞となる「昇り龍のお銀」を主役とした『女賭博師』シリーズは、大映の人気作品となった。

自宅の風呂場、街の銭湯、温泉地の浴場など、風呂周辺の床は滑りやすく、しばしば転倒してケガをする場所となる。滑って転んで尻もちをつく、浴槽のヘリに胸を強打して肋骨を折る、ガラス戸にぶつかって頭や顔などを切るなど、様々なケガをすることがある。

若尾文子が風呂場で転んでケガをしたことで、映画界に新たな人気女優が生まれる契機を成した。歴史を振り返れば、若尾自身も代役を見事にこなしたことで人気女優の道を拓いた事実が重なるのは、興味深い。

（2）橋谷能理子【はしたに のりこ】（１９６０年〜）

香川県高松市生まれのフリーキャスター。コミュニケーション講師、日本語講師。１９８９（平成元）年からテレビ番組『サンデーモーニング』（ＴＢＳ）のキャスターを関口宏と共に務めている。

２０１３（平成25）年1月14日に降った大雪の次の日、ゴミを捨てるために自宅マンションから外に出たところ、玄関前がきれいに凍っていて転倒し、右手首の骨折をきたした（51歳）。利き手である右手を骨折したことで、いろいろな不便・不自由を強いられ、食事、着替え、パソコン操作などの日常のすべての動作が普段の何倍も時間がかかり、「ノロノロ生活」と語っていた。

かつて筆者も、冬の札幌に出張に行った際、凍った雪道をおそるおそる足を真上から降ろし、足の裏全体で踏みしめるようにして歩いた記憶がある。一方、生粋の地元育ちの市民の多くは、実にスイスイと歩き、まさに「滑るように」前に軽快に進んでいた。冬の凍った雪道の歩き方のコツを、子どもの頃からの生活の中で自然に身につけているのだろうと、うらやましく眺めつつ、ここで滑って転んで骨折などしようものなら、「日本転倒予防学会理事長、雪道で滑って転んで骨折！」などの見出しで地元紙の記事になりかねないと思い、いつも以上に慎重に歩いた。

東京で、冬にたまに大雪になると、その日はまだしも、翌朝には周辺道路の表面が凍ってしまい、滑って転んでねんざ・骨折などのケガをする人が続出し、救急車で搬送される人が多く発生する。

普段の健康で元気な歩き方としては、出した前足のかかとを地面に着けてから足指でしっかり蹴って前に進むことが求められる。ところが、この歩き方を凍った雪道で行えば、滑って転びやすくなる。

さらには、札幌市をはじめ、氷雪地域では、冬には滑り止めの工夫がされた靴を日常的に用いる。東京などの都市部では、大雪の翌日でも、普段履いている革靴かパンプスで外出したり、時にはサンダル履きでゴミ出しに出る人もいたりする。

橋谷能理子は、話の仕方と内容では、いつも安定していて決して「すべらない」ベテランの女性キャスターではあるが、冬の雪道での歩き方の注意を、身をもって示してくれたように思う。

(3) 吉行和子【よしゆき かずこ】(1935年～)

東京都千代田区生まれの女優、エッセイスト、俳人。父と兄は作家、母は美容師、妹は詩人である。

2013(平成25)年8月1日(77歳)、豪雨の後で濡れた路面で滑って転倒し、右足を骨折した。2カ月の入院生活を送った。

11月6日に都内で行われた、吉行が主演の映画『燦燦―さんさん―』の特別試写会には、共演の宝田明と共に出席し、舞台に立った。その時、「スッテンコロリンしました」と、明るく自身の転倒・骨折のエピソードを語ると共に、主治医からの「その年で、こんなに早く治るのは大したもの」とほめられたことを紹介した。骨は折れても心は折れないたくましさを見せた。この映画そのものが、夫を亡くした高齢女性が、新たな人生を模索する姿を描いた物語であり、滑って転んでも、女優としては、転ぶことはなくしっかりした歩みを進める姿を示した。

普段、お天気の良い時には、何の不都合も感じない路面も、ひとたび雨で濡れると、それが豪雨であれば、濡れ方がひどく、滑りやすい状態となる。

特に、床面が元々硬い上に滑りやすい材質であったり、横断歩道の白線の上、マンホールや側溝の蓋の上は雨に濡れると極めて滑りやすい状態となる。

また雨の日には、コンビニエンス・ストアやスーパーマーケット、ホテルのロビー、駅・空港のコンコースなどの床面に、傘の先端からのしず

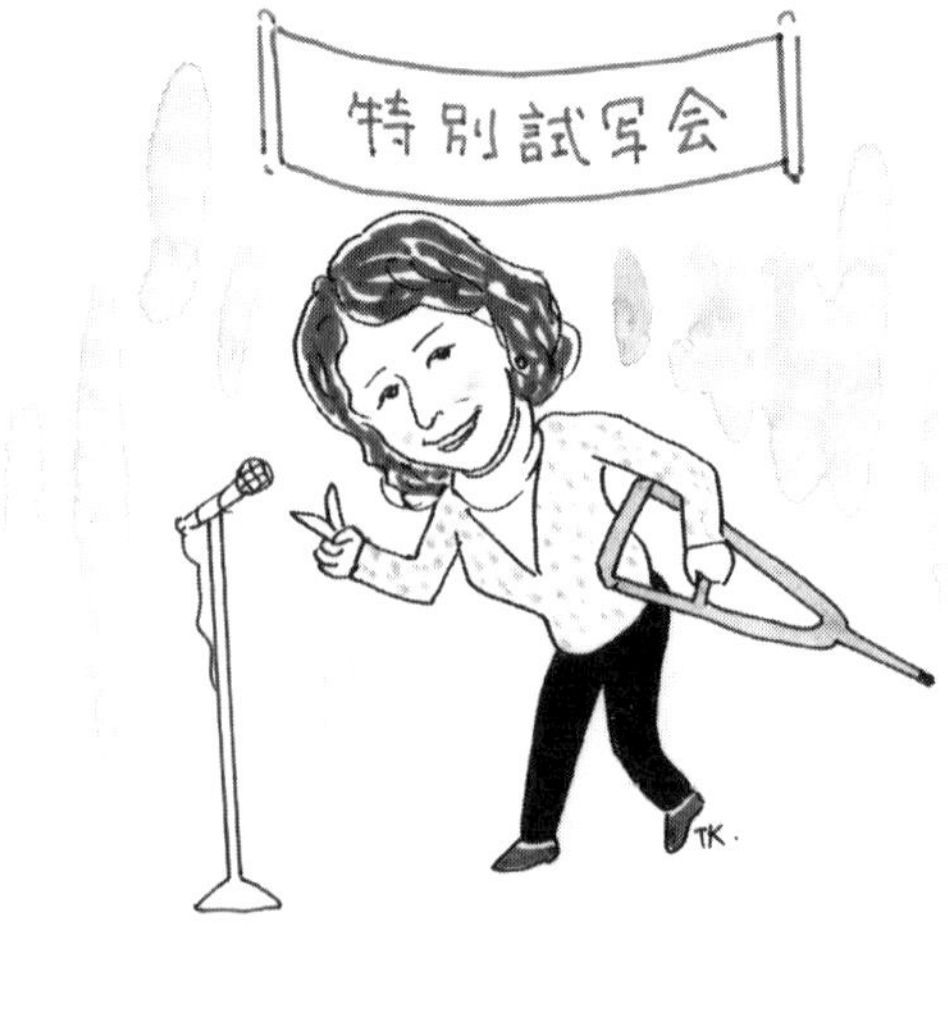

くがしたたり落ちていることがよくある。そんな床に歩行者が無造作にかかとを置いた瞬間、滑って後ろに勢いよく転ぶことがあり、尻もち程度なら良いが、場合によっては後頭部を強打して、重篤な頭蓋内血腫をきたすリスクがある。

雨で濡れた屋外の路面・屋内の床面は、転びやすい場所として、大いに注意が必要だ。誰もが吉行和子のように、笑えるほどすぐに回復するわけではない、と肝に銘じておいたほうが良い。

(4)五月みどり【さつき みどり】(1939年～)

東京都江戸川区生まれの歌手、タレント、女優、画家。『おひまなら来てね』『一週間に十日来い』『忙しくても来てね』『あしたも来てね』の「来てね」シリーズの歌が大ヒットし、数々の映画・テレビ番組でも人気を博した。

2015(平成27)年5月20日(75歳)、早朝、自宅で仕事に向かう準備をしていたところ、畳の上で足を滑らせて転倒。「足を後ろからすくわれるような格好で、手をつこうとした拍子に背中から床に落ちた」(バナナの皮を踏んで滑るような感じ)という。第12胸椎圧迫骨折と診断されて、約1週間入院し、6月2日からは仕事に復帰した。

手術の必要はなく、コルセット固定による保存的治療で自然に治るのを待つことになった。復帰直後の着物姿は背中、腰を帯で締め付けるので、固定力が増し、「体が楽になる」と述べていた。

屋内の畳の上は、実は比較的滑りやすい場所だ。特に、足袋や靴下を履いていると、より滑りやすく、転倒リスクは高くなる。

脊椎は頸椎（7個の骨）、胸椎（12個の骨）、腰椎（5個の骨）から成り、横から見るとS字様にカーブをしている。頸椎部分は前方凸カーブを、胸椎は後方凸のカーブを、そして腰椎は再び前方凸カーブを呈し、それらが一体となって縦に連なり脊椎を構成している。

第12胸椎から第1・第2腰椎の部位は、後方凸から前方凸へとカーブの変わり目に当たっていることから、尻もちをついたり、背中から落下した時などには、上下方向の強い外力がその変わり目に加わるために、圧迫骨折を起こすことが多い。上下からの強い力で圧迫により押しつぶされた形の骨折のため、その名前が付けられた。

骨折をしても骨のカケラによって脊髄を損傷していなければ、コルセットを装着して、通常は上下方向の力が加わらないようにベッド上で臥床安静を取り、1カ月ほどかけて自然に骨が治っていくのを待つのが一般的だ。

五月みどりの場合には、入院して仲間たちにお見舞いに「おひまなら来てね」と伝える間もなく、すぐに仕事に復帰した。さすがに年を重ねても若さと美貌を衰えさせない魅力で売っている芸能人らしい、回復ぶりだった。

（5）吉永小百合【よしなが さゆり】（１９４５年〜）

東京都渋谷区生まれの女優・歌手。彼女のファンは「サユリスト」と呼称される。１９６０年代から現在まで、映画界を代表する女優で、作曲家・吉田正の門下生の一人として歌手としても多くのヒット曲を出した。

２０１６（平成28）年2月20日（70歳）、仕事で訪れた地方の雪国の坂道で滑って転んで左手のひらを突き、左手首の橈骨《とうこつ》を骨折した。2月22日に手術を行い、退院後、静養。3月4日の「第39回日本アカデミー賞」の授賞式に左手をギプス固定し、包帯姿で出席した。『母と暮せば』で優秀主演女優賞を受賞した。

若い頃からスキーや乗馬、今は水泳愛好家としても有名で、日本マスターズ水泳大会にゲストで招かれるなど、運動に親しんでいることでも知られており、「過信と油断のせい」と自身の転倒を語った。

転倒しかけたら、自分の身を守ろうと防衛反応として自然に手が出るものだ。手が床面、地面を突くが、転倒の加速と床・地面からの反力、全体重が瞬時に加わることにより、手首の骨が折れてしまう。

手首には前腕を作る2本の骨（橈骨《とうこつ》と尺骨《しゃっこつ》）がある。橈骨は親指側に位置し、肘側よりも手首側に向かって太くなっており、尺骨は小指側に位置している。ちなみに、医学生なら「とう（父）」ちゃん指の橈骨、「こ」しゃく（小癪）の尺骨と語呂合わせで双方の骨の位置を覚える。

転倒して手首の骨折と言えば、多くは橈骨下端の骨折だ。手首に強い痛みがあり、短時間の内に腫れてきて、食器のフォーク（手の形をしている）を伏せたような変形（フォーク状変形）が見られるのが特徴だ。手がブラブラとなり力が入らないので、反対側の手で支えなければならなくなる様子から、転倒による橈骨下端骨折（コレス骨折）と容易に診断がつく。

転倒で手首の骨折をした人は、基礎疾患として骨粗しょう症（骨がもろくなり骨折しやすい病気）を有していることが多く、次に再び転倒して骨折するリスクが高い。「骨折ドミノ」（主に高齢者が手首、上腕骨、腰椎、大腿骨など、次から次へと骨折する状態）の始まりと言われるゆえんだ。

幸い、吉永小百合はそれ以後、転倒・骨折の報道がなされていないので、からだの衰弱や体力の低下による転倒ではなく、雪道で滑ったという環境要因による転倒の要素が強かったのであろう。

（6）研ナオコ【けん なおこ】（１９５３年〜）

静岡県伊豆市生まれの歌手、タレント、女優、コメディエンヌ。独特の「ナオコ節」とも称される倦怠感を漂わせている歌声と歌唱法で、『あばよ』『かもめはかもめ』などのヒット曲がある。

２０１７（平成29）年３月21日（63歳）、「梅沢富美男劇団」の公演（山梨県甲府市）、『アッ！とおどろく夢芝居』の中の第１部・芝居編に出演中（モンペ姿）、畳の部屋でのシーンで足を滑らせて転倒。突然、足を取られた形で腰から落ちたという。病院に救急搬送され、右大腿骨頚部骨折と診断され、手術（人工骨頭置換術）を受けた。その後、リハビリテーションを続け、驚異的な回復力で、４月28日に会見を開き芸能界に無事復帰した。

人間（大人）には、からだの中に約２０６個の骨がある。その中で、最大のものが股関節から膝関節をつなぐ、長さ約40㎝の大腿骨だ。上端は球状になっているため、大腿骨「頭」と呼び、それに続く細くなっている部分を大腿骨「頚」部と称する。人間の頭に続く首に相当することから、その名がある。元々血流の乏しい部位であるため、骨折すると治りにくいことから、多くは手術が行われ、人工骨頭に置き換える場合も少なくない。

放置されれば、立つことも歩くこともできないため、寝たきり状態に至る。また、手術しても迅速かつ適切なリハビリテーション・プログラムがなされないと、骨折前の歩行・移動能力を十分に回復できないことになる。

研ナオコの場合、60代前半での転倒による骨折であり、更年期以上の女性にしばしば見られる骨粗しょう症が基礎疾患としてあったかは不明であるが、リハビリテーションがうまくなされた後、

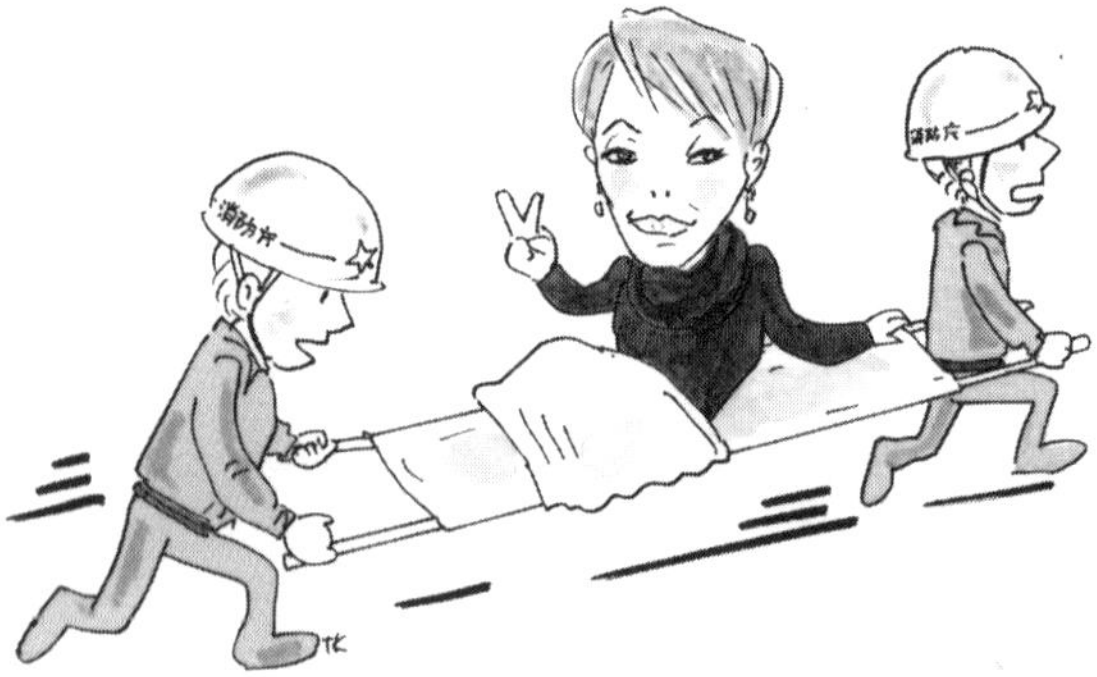

驚異的な早期復帰を遂げたのは、素晴らしい。まさに「アッとおどろく」復帰劇だった。

3　落ちる

「落ちる」とは、人や物が高い所から低い所へ移動すること、それ自身の重みによって上から下へ移ることを意味する。重力のなせる業だ。転倒予防の立場からは東京消防庁の定義にならうと、人が平面の所で転ぶ状態を「転倒」、高さのある所をからだの一部が接しながら落ちる状態を「転落」、からだがどこにも接することなく落ちる状態を「墜落」と表現する。さらに、滑って落ちる「滑落」、自ら落ちる「飛び降り」など、様々な「落ちる」状態がある。

人・物以外にも、「語るに落ちる」「地に落ちる」「ほっぺたが落ちる」「人気が落ちる」「二軍に落ちる」「西国に落ちる」「手形が落ちる」など、様々な場面で「落ちる」という言葉が使われる。

英語では、一般的には「落ちる」は「ｆａｌｌ」で表し、重さのある物が急に直線的に落ちることを表す時には「ｄｒｏｐ」が使われるようだ。つまり、ヒラヒラと葉が落ちる場合は「ｆａｌｌ」、葉から雨水が垂れた場合は「ｄｒｏｐ」が用いられる。

また、英語では「ｆａｌｌ」を使う場面が非常に多い。人の転倒・転落・墜落も、水が落ちる所を意味する滝も、葉が落ちる季節である秋も、すべて「ｆａｌｌ」の一語で表される。改めて日本語の持つ意味と表現の多様さと繊細さを感じさせる。

（1）八代英太【やしろ えいた】（1937年〜）

山梨県八代町（現笛吹市）生まれの元政治家。「元祖車イス議員」と称されている。

アナウンサー、タレントとして活躍していたが、1973（昭和48）年6月3日、36歳の時、愛知県刈谷市の市民会館で行われた「畠山みどりショー」に出演中、舞台上で2〜3歩下がった時に、セリが下がっていたため、4.7ｍ下の奈落に落ちた。胸椎骨折と脊髄損傷を負い、下半身まひとなり、以後、車イス生活となった。

この事故は、1975（昭和50）年8月に八代側が刈谷市、畠山、企画会社の3者を相手取り、損害賠償請求訴訟を起こし、判決に不服の被害者側が控訴をした後、1988（昭和63）年5月、3者が八代側に計1億円支払うことで和解した。事故から15年の時が経過していた。

この間、八代はテレビのワイドショーで「車イスの司会者」として復帰した後、1977（昭和52）年、参議院議員に当選し、衆議院議員、郵政大臣などを歴任した。その後、大学教授となり、障害者スポーツ振興などの活動を行っていた。

働き盛りで健康な男性が、突然の転落事故のために、自身の脚で立つ、歩くことができなくなってしまった時、本人の悲しみ、怒り、落胆の深さは計り知れない。また、それからの長い人生を経済的な安定を確保しつつ、いかに充実した形で過ごすかを現実的に考えなければならない状況に追い込まれる。

一方で、転落事故に関わる人々や組織、施設関係者は、責任を追及され、かつ賠償に応じなければならない。

八代は幸い、類まれな才能と強靭な精神と周囲の支援・協力により、転落事故を契機に、それまで誰もできなかった車イスのタレント、車イスの政治家としての活動に道を拓き、大きな実績を残

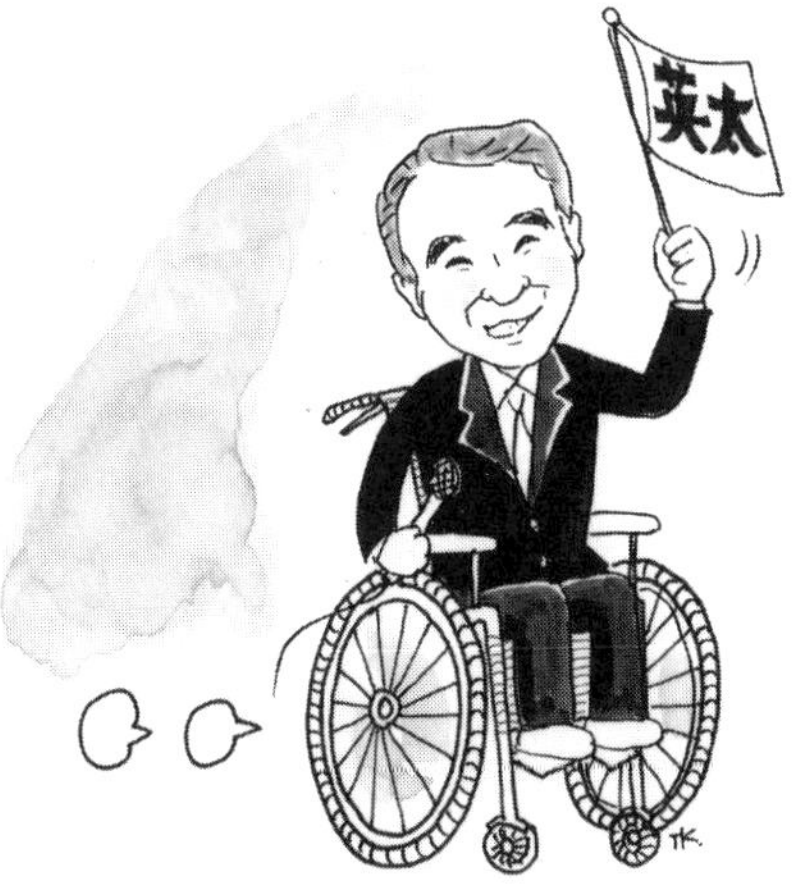

してきた。

舞台から転落はしたが、人生の階段からは転落せず、むしろ新たな人生の舞台を見いだしたと言えるだろう。

（2）沢田研二【さわだ けんじ】（１９４８年〜）

鳥取県鳥取市生まれ、京都府京都市育ちの歌手、俳優、作詞・作曲家。ニックネームは「ジュリー」（本人が女優のジュリー・アンドリュースのファンであったことから付いた）。１９６０年代後半、グループサウンズ全盛期に「タイガース」のメンバーとして活躍し、スーパースターとして人気を博し、ソロ歌手になってからも数多くのヒット曲を生み出した。

１９８７（昭和62）年3月27日（38歳）、京都市の京都府総合見本市会館のオープン記念コンサートに地元に縁のある歌手として招かれ、午後7時から9時までの予定で公演中、午後8時半過ぎ、ステージから約1.8m下のフロアに誤って落ちた（墜落）。「痛い、痛い」と言いつつも、残り2曲を歌い、予定曲数を歌い終えた後、救急車で病院に搬送された。診断の結果、左肘の骨折、肋骨打撲となり入院。

特設ステージ上で跳び上がったり、回転レシーブのような動作をしたりしながら歌っていたようだが、ステージの端の目測を誤ったために落ちたという。

屋内で人が落ちる場面では、踏み台や脚立の上に乗って電球や蛍光灯を取り換えようとした時、物を取ろうとした時にバランスを崩して落ちる例が少なくない。

屋外では、駅のプラットホームで酔っ払っていて線路に落ちたり、視覚障害者が不幸にも判断を誤って落ちるなどの事例がある。

舞台・ステージから落ちるのは、芸能人や芸術家に限らず、中学・高校・大学の演劇や音楽などの文科系のクラブの稽古中、あるいは発表会、または一般市民の文化活動中などでも起こり得る事故だ。

沢田研二の場合、この時、まだ元気いっぱいの30代後半、ステージ上で歌いながら様々なパフォーマンスをしていたようだが、わずかな目測の誤りによって、ステージから墜落し、大ケガをしてしまった。その後、無事に復活し、息長く歌手・俳優として活躍を続けている。

２００８（平成20）年の還暦（60歳）を記念した東京ドームでのコンサートでは、約6時間半、フルコーラス80曲を歌いきるというステージを敢行し、バイタリティーあふれる「ジジー」ぶりを示した（本人が「昔ジュリー、今ジジー」とジョークにしていた）。

そして2018（平成30）年7月から翌年にかけて、古希（70歳）記念ライブツアー（全63公演）を開催するなど、今も元気な高齢者ぶりを示し続けている。

（3）市川染五郎【7代目 いちかわ そめごろう】（1973年〜）

東京都生まれの歌舞伎役者。十代目、松本幸四郎《まつもとこうしろう》。歌舞伎名跡「松本幸四郎」の当代であり、屋号は高麗屋。

父・二代目松本白鸚《まつもとはくおう》と同じく、歌舞伎以外の演劇でも幅広い活躍をする万能型の役者である。

2012（平成24）年8月27日（39歳）、東京国立劇場・大劇場、家元を務める日舞松本流「第十回松鸚會 宗家松本幸四郎古希記念舞踊公演」の中、自身の半生を踊りにした「あーちゃん」に出演中、開演から30分ほど経過した午後6時37分頃、鼓を持った染五郎が後ろに下がりながら踊っていたが、直後に舞台から姿が消えた。舞台後方のセリ（「迫」と表記）から後ろ向きに約3m下の奈落に落ちてしまった（墜落）。その際、「ドシーン」というものすごい音がしたという。

持っていた鼓は真っ二つに割れた（運よくからだと床面の間にはさまり、クッションのような役割をしたようだ）。意識はあったが、額、鼻、口からも血が流れ、「奈落の底は血の海」だったという。右手首を骨折し、右側頭部と右半身を強打したが、命に別状はなく、救急搬送された近くの病院で治療した後、２０１３（平成25）年2月に歌舞伎の舞台に無事に復帰した。

舞台に上がる前に、本人は「舞台のセリが開いているから気を付けよう」と共演者と確認していたというが、思い入れのある舞踏公演で気合が入り過ぎて、ついセリのことが頭から離れてしまったのかもしれない。

段差や路面の起伏、穴などがあり気を付けなければと承知していても、他のことを考えていたり、何かに夢中になっていると、すっかりそのことが頭から消えてしまい、段差や起伏につまずいたり、穴に落ちてしまうという事故が起こる。

まして、舞台のセリは、上がっていれば周囲の床面と一体化した状態となるものだ。舞踊や演技に没頭していれば、セリが下がっていることを忘れてしまうことは、ベテランといえどもあり得るだろう。

その後、父が二代目松本白鸚を、自らが十代目松本幸四郎を、長男が八代目染五郎を同時に襲名することとなり、２０１８（平成30）年1月（44歳）、歌舞伎座百三十年を記念する年は「壽 初春大歌舞伎」で幕開けし、「高麗屋三代襲名披露公演」が行われた。

奈落の底に落ち、生死をさまようような大ケガをしながらも、奇跡的にそれを無事乗り越えたところに、大名跡の看板が待っていた。

（4）西田敏行【にしだ としゆき】（１９４７年〜）

福島県郡山市生まれの俳優、歌手、タレント、司会者。２００９（平成21）年より、日本俳優連合理事長を務める。

映画『釣りバカ日誌』シリーズ（１９８８年からスタート、22年間）、『植村直己物語』、ＮＨＫ大河ドラマの『山河燃ゆ』『翔ぶが如く』『八代将軍吉宗』『葵 徳川三代』の4作品に主演した他、歌手としては『もしもピアノが弾けたなら』などのヒット曲があり、多彩な活躍ぶりを示している。

２００１（平成13）年、頸椎症性脊髄症を患い入院し、神経圧迫部位を除去する手術を行った。２００３（平成15）年、自宅で心筋梗塞のため倒れて入院。これを機に、ヘビースモーカーであったがタバコを止め、大食漢、大酒飲みで体重95kg（身長１６６㎝）もあったが、減量にも努めた。

２０１６（平成28）年2月12日（68歳）未明、就寝中に自宅ベッドから落ちて首を痛めた。「頸椎亜脱臼」と診断され、腰椎の一部を頸椎に移植する手術を受けた。その後、無事復帰し、変わらず多方面で活躍を続けている。

以前から、自宅、ホテル、病院、高齢者介護施設などのベッドから落ちる事故が後を絶たない。特に、病院や高齢者介護施設では、治療中、介護ケア中に高齢者がベッドから落ちる事例は多く、医療・介護現場での「ベッドからの転落事故の防止」は、重要な課題の一つであった。

かつて、「病院での入院中の患者さんの〝転倒〟事故を防ぎたい」という医療現場の看護師の方々から相談を受けたことがあった。しかし、この表現は正確ではなく、この状況は「転倒」ではない。高い所から低い所にからだが接しないで「落ちる（墜落）」状況を踏まえて議論しないと、その原因の検討、予防対策の立案など、具体的な対策を適切に考えることができないからだ。

本来、ベッドから落ちる状態は、高い所からからだがどこにも接することなく低い所に落ちる状態なので、「転落」ではなく「墜落」が厳密には正しい表現であるが、一般社会では「転落」の方がなじみが良いだろう。

また、0歳児が自宅の大人用のベッドから落ちて、頭蓋骨骨折や急性硬膜外血腫をきたして重篤な事態や死亡に至る悲惨な事例もある。健康な大人でも疲れていたり、慣れないベッドの上で寝ていたりして夜中に落ちる例も少なくない。

西田敏行は、前に頸椎症性脊髄症で手術を受けており、2016年の転落事故前にも首の違和感を周囲にもらしていたという。慣れているはずの自宅のベッドで落ちるほど、疲労していたり、体調を崩していたことが契機となり、元々の持病を悪化させ亜脱臼をきたしたため、二度目の手術を受けたのだろう。

2016（平成28）年3月4日、西田はその1カ月前にベッドから転落した直後であったが、東京都内で行われた「第39回日本アカデミー賞」授賞式で、司会者を務めた。受賞者の一人、吉永小百合（70歳）も2月20日に転倒して左手首を骨折した直後（p75参照）で、ギプス・包帯固定の姿で現れ、「私も痛みを分かち合おうと思って」と西田の転落事故について温かく語ったのは、両者の友情を感じさせるエピソードとして伝えられている。

（5）横尾忠則【よこお ただのり】（1936年〜）

兵庫県西脇市生まれのグラフィックデザイナー、美術家、画家、作家。

幅広い作風でジャンルを超えて、多彩な作品を世に出して活躍している。『腰巻お仙』『万博太陽』『葬列II』『ロータスの伝説』などの代表作が知られている。

2013（平成25）年9月17日（77歳）、自宅の階段から転落し、左足をぶつけて足の親指を骨折、それ以後、歩行が困難となり、「気分も重い」「テレビも新聞も本も興味なく、興味は痛みだけ」と苦痛の日々が続いたようだ。

転んで落ち、足指の骨折をすれば、当然痛みが生じ、しばらくの間は続く。痛みはからだからの警告サインであり、からだのどこかに危害を加える異常が起きたことを知らせる重要な生物学的意義を有している。「もし、痛みがなかりせば……」と考えると、その方が幸せのようにも思えるが、痛みがなければ何の手当もしないことになり、その異常がさらに悪化して、生命に危険を及ぼす状態をつくるかもしれない。

脚を強くぶつけて骨を折ったり、皮膚を切ったりするようなケガの時に感じる痛みには、２種類ある。第1の痛みが「速い痛み（fast pain）」と呼ばれ、危害が加わった直後に起こるもので、「チカッ！」「ズキッ！」「ガツン」といった鋭い痛みだ。

第2の痛みが、しばらくしてから起こる「遅い痛み（slow pain）」で、「ジーン」といった鈍い痛みだ。速い痛みは、からだに異常が起きたことを知らせる役目をし、遅い痛みはその部位の組織が回復中であることを知らせ、その間はむやみに動かさず局所安静を保っている必要があることを教えてくれている。

したがって、転んで落ちて足をぶつけて鈍い痛みがまだ続いているのは、その部位の組織が回復中であり、いまだ完全には治癒していないことを意味している。こうした時期に、痛みを押して無理に早く日常生活に復帰しようと焦り、動き過ぎると、結果、足の治りがどんどん遅れてしまい、逆に復帰までの時間がさらに長引くことになる。

転倒・転落した後のケガの治療に「おまけ」はない。治療には「特急サービス」「特割サービス」などはないことを理解して、必要な期間の局所の安静を保つことが、結果、一番の早道と心得ておくことをお勧めする。

（6）宝田 明【たからだ あきら】（1934年〜）

満州・ハルビン生まれの映画俳優、タレント、声優、司会者。特撮映画の金字塔とされる『ゴジラ』（1954〈昭和29〉年）で初主演を果たし、二枚目俳優として数多くの映画に主演し、以後、映画、ミュージカル、テレビドラマなどで幅広く活躍している。

2017（平成29）年夏（83歳）、仕事を終え羽田空港に到着し、下り方向のエスカレーターに乗車。もうじき降車というところで、背後から「すみません」という声と共にぶつけられたが、荷物で両手がふさがっていたため、額から前方に転がり落ちた。「ドーン、って押されて前へつんのめった」そうだ。落ちた所が視覚障害者用の黄色い点字ブロックの上で、そこに額をぶつけて、おびただしく出血し、「鮮血タラタラ」の状態となった。くだんの声をかけた人は、白いワンピースを着た女性で、信じられないことに「スタスタと行っちゃった」という。

さらには周囲の人からヤジ馬的にスマホでその様子を撮影された。「失敬だな、やめてください」と言ったら、撮影をやめてくれたとのこと。その後、額を19針縫うなどの治療を受けた。ちなみに、「役者なので、なるべく細かく縫ってください」とお願いしたそうだ。

エスカレーター（ｅｓｃａｌａｔｏｒ）は、和訳すれば「自動階段」「動く階段」だ。ちなみに「動く歩道は、エスカレード（ｅｓｃａｌａｄｅ）と言う。

動くことのない普通の階段でも、転がり落ちる事故が少なくない。まして、動く階段であれば、そのリスクは極めて大きい。

乗る時、降りる時にうまく足を運べずに転倒・転落したり、乗っている時バランスを崩して転落するなどの事故が多く見られる。エスカレーターの上方から他者の持っていた大きなキャリー・ケースが転がり落ちてきて、巻き込まれて転落という例もある。

宝田明の事故のように、急いで降りてきた人に背中を押され、転落させられるような事故も決して珍しくはない。

エスカレーターの手すりに片手を置き、2人が並んで静かに立って上下に移動するのが、エスカレーターの本来の乗り方だ。しかし、実際には東京（右側を空ける）でも大阪（左側を空ける）でも片側に一人で立ち、急いで移動したい人が空いた側を「動く階段」のように移動することが常態化している。結果、宝田明の事故のような危険な状況が生まれる。

近年、「正しいエスカレーターの乗り方」について啓発運動が各所でなされているようになったが、なかなか正常化するようには思えない。いつになったら、エスカレーターを二人で並んで立って上下するのが当たり前の光景になるのであろうか。

（7）美川憲一【みかわ けんいち】（1946年〜）

長野県諏訪市生まれの歌手。『柳ケ瀬ブルース』『釧路の夜』『新潟ブルース』『さそり座の女』など数多くのヒット曲がある。

2018（平成30）年2月4日（71歳）、夜、都内のライブハウスで行われた音楽イベントの鑑賞に訪れ、その際に階段で足を踏み外し、転落。左足首を外側にひねったという。左腓骨外果

（外側のくるぶし）の骨折をきたして、手術を受けた。

3月5日、新曲『春待ち坂』発売の記者会見には、脚にギプスを着け、車イス姿で登場した。手術日と新曲発売日が重なったこともあり、しかも歌詞の一節には「夢につまずき転んでも……」とあることから、「新曲のキャンペーンのための仕掛けでは？」と突っ込まれると、「笑ってちょうだい！」「これで売れなかったら〝骨折り損〟」などと美川が返し、「転んでもタダでは起きない」ユーモアあふれるやりとりが記者やレポーターたちと繰り広げられたようだ。

転倒・骨折して、心も折れてしまう人もいるが、骨折にめげず、むしろ笑いのネタにしてたくましく前向きに生きていく人もいる。「人生の転倒予防」の極意を自然に身につけた人の言葉は面白く、また、深い。

【第3章】川柳に学ぶ

1「転倒予防川柳」のはじまり

日本転倒予防学会（東京都中央区　２０１４〈平成26〉年４月発足：武藤芳照理事長）は、その前身である転倒予防医学研究会（２００４〈平成16〉年４月発足：世話人代表：武藤芳照）が発展して設立された。医療・介護・スポーツ・教育・工学・法律など様々な分野・領域の専門家、実践者、教育・研究者が集い、学術研究と実践活動を展開している。実践活動の中心となるのが、教育・社会啓発活動だ。主な活動は、10月10日を「テン・トオ」にちなんで「転倒予防の日」と制定したこと、学会認定の「転倒予防指導士」（登録商標）の育成を図っていること、数多くの学術専門書、一般啓発書籍・啓発冊子を編集・発刊していることなどである。さらには、全国各地で教育、研修、講演、テレビ・ラジオ・雑誌などにおいての広報・啓発活動を繰り広げるなどの諸活動を継続し、現在に至っている。

加えて、研究会時代の２０１１（平成23）年から転倒予防の教育・社会啓発のために、転倒予防に結び付く「転倒予防川柳」を全国公募して、その中から優秀作品を選考し、顕彰している。さらに、賞を取った作品を研究集会・学術集会や学術雑誌において公表し、「転倒予防川柳」を社会に広めることによって、結果、人々の転倒予防への意識を高め、転倒を予防し、転倒に伴う骨折や頭の大ケガを予防し、高齢者が寝たきりや要介護に至ることを予防し、さらには死亡事故を予防することにつながることを目的にしている。

このように、学会が川柳を素材として、教育・啓発活動を行うのは、極めてまれな例だろう。毎年、公募により2000～3000もの作品が寄せられ、なかなかの傑作ぞろいのために優秀作品を選考するのも容易ではないが、ハッと気づかされる作品も多く、選考は楽しい作業でもある。

川柳は、江戸時代中期の前句付け《まえくづ》の点者《てんじゃ》・柄井川柳《からいせんりゅう》（1718～1790年）にちなんで、その名がある。俳句のように、花鳥風月や自然描写などを表現するものではなく、季語（花冷え、夕立、十五夜、雪晴れ、など）や、切れ字（「かな」「けり」「らん」「し」「や」など）などの制約もない。その時代の世相や風俗、人情の機微などを鋭くとらえ、五・七・五の十七文字に、風刺・皮肉・機知・ユーモアの要素やセンスを巧みに取り入れて、自由に表現し得る日本語が誇る短詩型文学だ。

その句を読み、聞いた人々が思わず「ニヤリ」「ニコッ」としたり、時には爆笑を生むような句が優れているとされている。一度見たり聞いたりした川柳を覚え、それを他人にぜひとも伝えたいと思えるようなものが、より価値がある作品と言って良いだろう。

柄井川柳の辞世の句が「木枯らしや 跡で芽をふけ 川柳」とされているが、転倒予防川柳によって転倒予防の啓発の芽が全国各地で「芽吹く」ことを願っている。

2「転倒予防川柳」大賞の作品

２０１１（平成23）年より、転倒予防川柳を全国に公募して選ばれた「大賞作品」を次に紹介する。

（1）口先の 元気に足が 追いつかず

（埼玉県 掛川一葉 ２０１１年大賞作品）

年齢を重ねると、頭の中で考えて「これはできる」と自己評価していることと、実際にできることとの間に大きな違い、差異があり、それが年々大きくなってくるものだ。

自己効力感と称し、「この動作はできる」「この溝は楽々越えられる」「駅まで歩いて15分で行ける」「この60段の石段は楽に降り切ることができる」などと、自己評価する。しかし実際には、

「その動作ができなくて転倒」「溝を楽々越えられなくて転倒」「駅まで25分かかってしまい予定の電車に急いで乗ろうとして転倒」「石段40段辺りで脚の力が入らなくなりバランスを崩して転がり落ちる」などのような状況が生まれる。

また、高齢ドライバーが、長年してきた自動車の運転を、「支障なくできる」と思い込んでいて、実際にはとっさの判断と適切な行動ができずに、アクセルとブレーキを踏み間違えて、歩行者を死亡させてしまうような悲惨な事故がしばしば起こる。

いずれもが、高齢者の「口先の元気」はあくまで口先だけで、どんなに若い頃にスポーツに親しんでいたとしても、「頭は若者、からだは初老」の状態は、誰にでも起こることを認識し、「足が

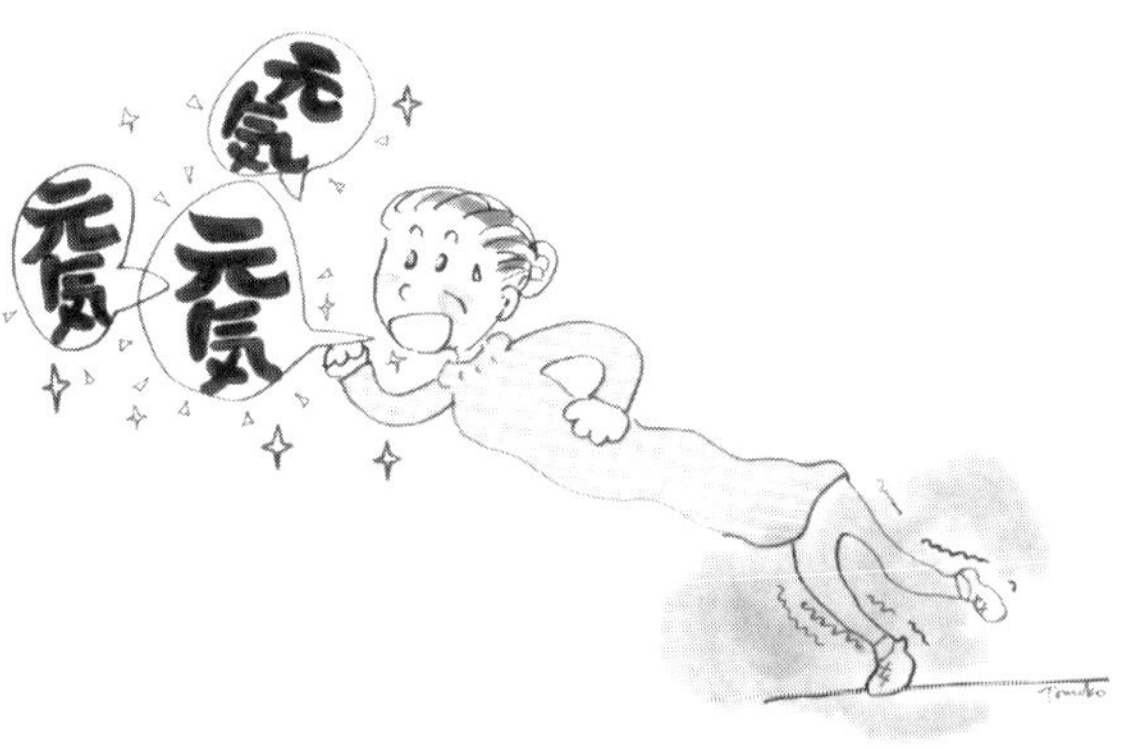

追いつかず」をごく自然に受け入れておくことが大切であろう。

(2)コケるのは ギャグだけにして お父さん

(兵庫県 奥田明美 2012年大賞作品)

「転(コ)ける、倒(コ)ける」は、人が転倒することの他に、芝居が当たらず客が不入りになるという意味がある。そこから派生したのであろうが、落語や漫才、冗談、ジョーク、ギャグなどで、人を笑わせようと仕掛けたネタがまったく当たらない時に、「寒(さむ)!」と言ったり、「すべる」「コケる」などと評することがある。

オヤジギャグとよく言われるが、一所懸命に人を笑わせ、場を和ませようと工夫した話が、周りに一向に受けないで「コケる」のは、落胆の極みだろう。その場が凍りついて、次の言葉が出なくなり、顔の表情も固まったままになってしまう。

この句は「お父さん」であるところが、ミソであり、「お母さん」では川柳にならないだろう。多くの「お父さん」や「オヤジ」たちには、ギャグを仕込んで周りを笑わせて受けようとする悲しい性（さが）がある。しかし、なぜか真剣に仕込めば仕込むほど、「コケる」状況が生まれ、また、そこにある種のおかしみと悲哀が感じられるからこその川柳であろう。

しかし、ギャグで「コケる」くらいであれば、単なる笑い話で済む。実際にお父さんが、滑ったり、つまずいて「コケる」と手足の骨折や頭に大ケガをして、救急車を呼ばなければならないような事態にもなりかねない。

ギャグならば、気兼ねなく「コケる」ことを楽しみ、次に必ず受けることを目指して知恵を絞ればいい。

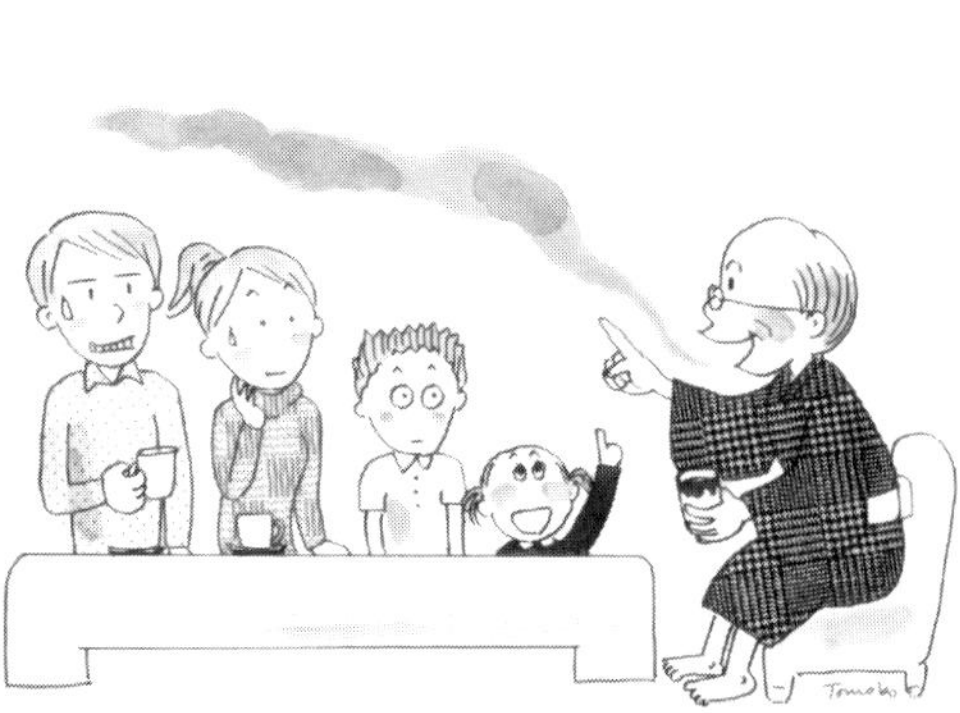

（3）あがらない　年金こづかい　つま先が

（静岡県　石川芳裕　２０１３年大賞作品）

１９８９（平成元）年4月1日、日本で初めて消費税が導入され、税率は３％。その後、１９９７（平成9）年4月に5％、２０１４（平成26）年4月に8％、２０１９（令和元）年10月1日に10％と引き上げられてきた。

一方、政府の発表によれば、年金は下がり続け、およそ30年後には厚生年金は約2割、国民年金は約3割も目減りする見通しだ。そうなれば、当然、現役をリタイアした後の年金や高齢者の毎月のこづかいが上がるはずもない。

この句には、そうした世知辛い世相を背景にしつつ、転倒予防のための歩き方のコツの一つであ

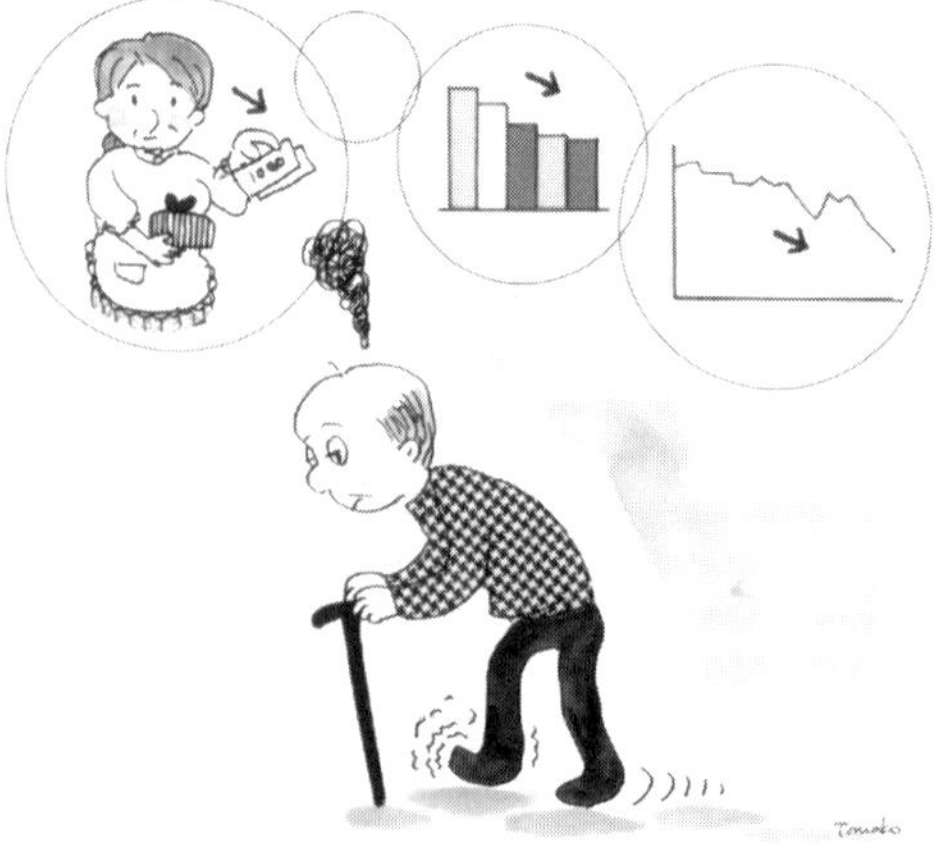

る「つま先を上げること」が強調されている。

つま先は、「爪先」と漢字で表記するが、足の先をしっかり上げて一歩一歩、歩みを進めることで、つまずくリスクは小さくなり、結果、転倒を防ぐことに結び付く。いわゆる「すり足、ちょこちょこ歩き」では、つまずき、転びやすい。

つま先も年金もこづかいも、ぜひ上げてほしいものだ。

（４）つまずいた 昔は恋で 今段差

（長崎県　福島洋子　２０１４年大賞作品）

青春時代の想い出は、楽しく愉快であり、思わずほほ笑みたくなるようなものも多くあれば、悲しいこと、つらかったこと、ほろ苦い想い出も少なくない。とりわけ、ほろ苦い恋の想い出は、人生のつまずきの体験として、いつまでも心の奥にひそかにしまわれているものだろう。でも、その体験があったからこそ、次の新たな出会いがあり、それぞれの人生の道程が定まったのかもしれない。

その意味で、恋という形の人生のつまずきは、その後の人生の生き様に豊かな彩りを結果として与えてくれるようにも思える。

一方、高齢者が歩いていてつまずいて転び、手足の骨折をしたり、頭の大ケガをすれば、からだも痛い、心も痛い、財布も痛いというような状況を作り出す。結果、その後の人生をもつまずいてしまうことにもなりかねない。

とりわけ前方にある段差や障害物につまずいたり、路面のわずかな角度変化や材質が変化することで摩擦度合いも変化するために、つまずき転倒する事例は極めて多い。段差や障害物があることがわかっていても、その予測・目測と違っていたために、つまずき、転ぶこともあれば、まったく予期しない段差・障害物につまずくこともある。

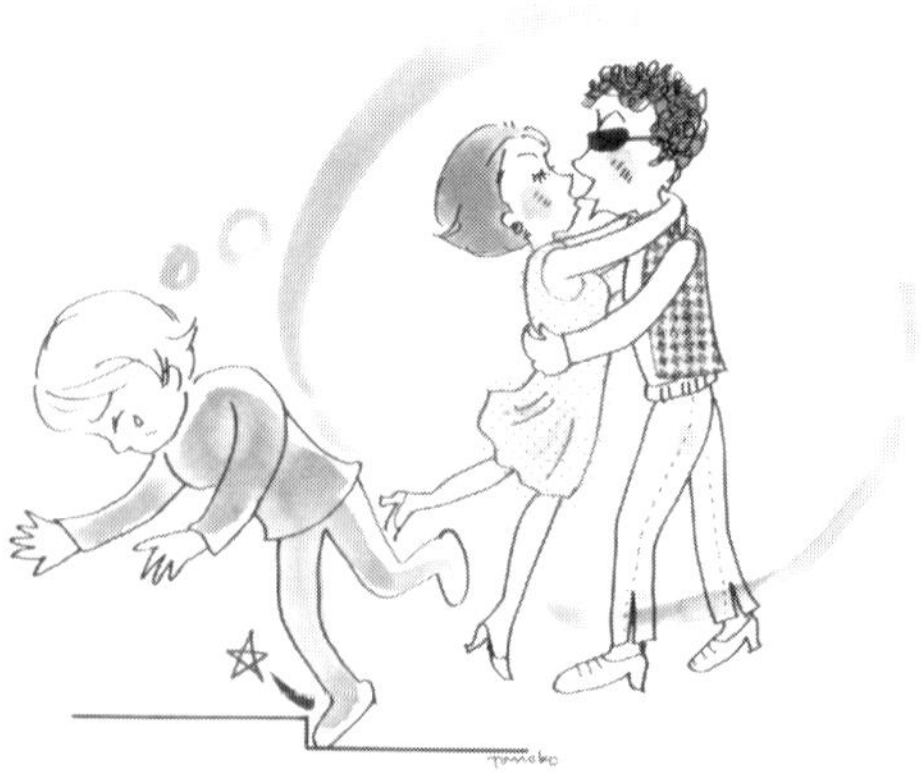

人生において、つまずくことはできれば避けたいが、それが先の道を拓く効果をもたらすこともある。路面につまずいて転んで、万一ケガしたとしても、それまでの自分を振り返り、それ以後の生活の中で、転倒予防に一層注意する契機となれば、そのつまずきをも、決して恐れることはないかもしれない。

（５）滑り止め　つけておきたい　口と足

（東京都　佐川晶子　２０１５年大賞作品）

言ってはいけないことをうっかり言ってしまう。結果、相手の怒りを買ったり、不興をこうむることになる。「口がすべる」と、言葉を発した人も、受けた人も不愉快な事態を招く。政治家や財界人など社会的立場の重い人であれば、「舌禍《ぜっか》事件」と扱われて、その人の進退にまで関わる重大事に至った例は、枚挙にいとまがない。

風刺マンガなどで、うっかり口をすべらす人物を滑稽に表現するために口に絆創膏やバッテンマークを貼って描くが、それは口のすべり止めの役割を期待しているのだろう。

一方、実際の滑り止めとして、靴裏や路面、床面についてはいろいろな方策が講じられている。特に冬の氷雪地域では、靴、サンダル、靴下、足袋などの履き物の足底に、滑り止めを装着する。駅の売店やコンビニエンス・ストアなどでも、ごく普通に、靴底に装着する滑り止めが販売され、広く市民に使われている。

氷雪地域でなくても、日頃、履く頻度が高い靴などは、時間がたつにつれて、足底部分が摩耗して厚みがなくなり、また、滑りやすくなる。それに気づかずに、急ぎ足の時や滑りやすい材質の床面などで、思わず転んでしまうことが起こり得る。

また、屋外の道路、横断歩道なども材質が経年劣化して、滑りやすくなっていることは少なくな

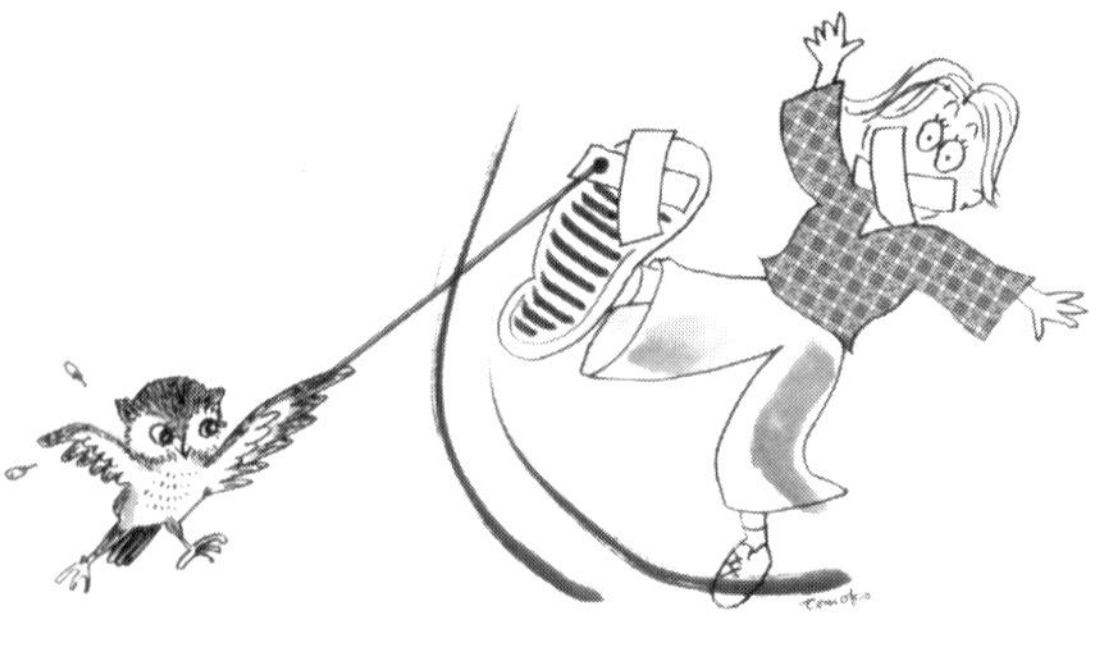

い。

屋内についても、駅のコンコース、いろいろな店舗の床面、マンション・アパートの玄関・通路、オフィスビル、デパート、ホテル、病院、介護施設などの床面が滑りやすい材質であれば、当然、転倒事故が起こりやすい。防滑剤、防滑塗料、防滑シート、防滑マットなど、適切な転倒予防用具などの普及・活用が必要だ。

口がすべって人生の転倒を招いたり、足が滑って大ケガを招くことがないように、口にも足にも、そして日々の意識の中にも滑り止め（防滑）の工夫が大切であろう。

（6）離さない 昔は君で 今は杖

（愛媛県　井深靖久　2017年大賞作品）

かつて加山雄三の大ヒット曲となった自身（作曲家名：弾《だん》厚作《こうさく》）の作曲による「君といつまでも」（1965年／作詞：岩谷時子）は、1966年の日本レコード大賞特別賞を受賞した。

曲間に入る「僕は死ぬまで君を離さないぞ」というセリフも流行語となり、当時の結婚披露宴での出し物で、新郎の友人たちが新郎にその言葉を語らせるなどの演出がしばしば行われていた。

恋人同士であった時代、「離さない」対象は、当然「君」だったが、月日は流れ、二人とも年齢を重ね、古希（70歳）、喜寿（77歳）、傘寿（80歳）、米寿（88歳）の声を聞くようになると、からだも衰え、脚力も弱くなり、転びやすくなってくる。

まさしく「老化は脚から」を実感するようになれば、当然、杖を使わざるを得なくなり、出掛ける時は、必ず杖を手に携えるようになる。

杖は、弱った方の脚、痛みのある方の脚とは反対側の手に持って突くのが正しい使い方だ。そのことを守りつつ、移動する時には、「離さない君」は「杖」に変わっていた。

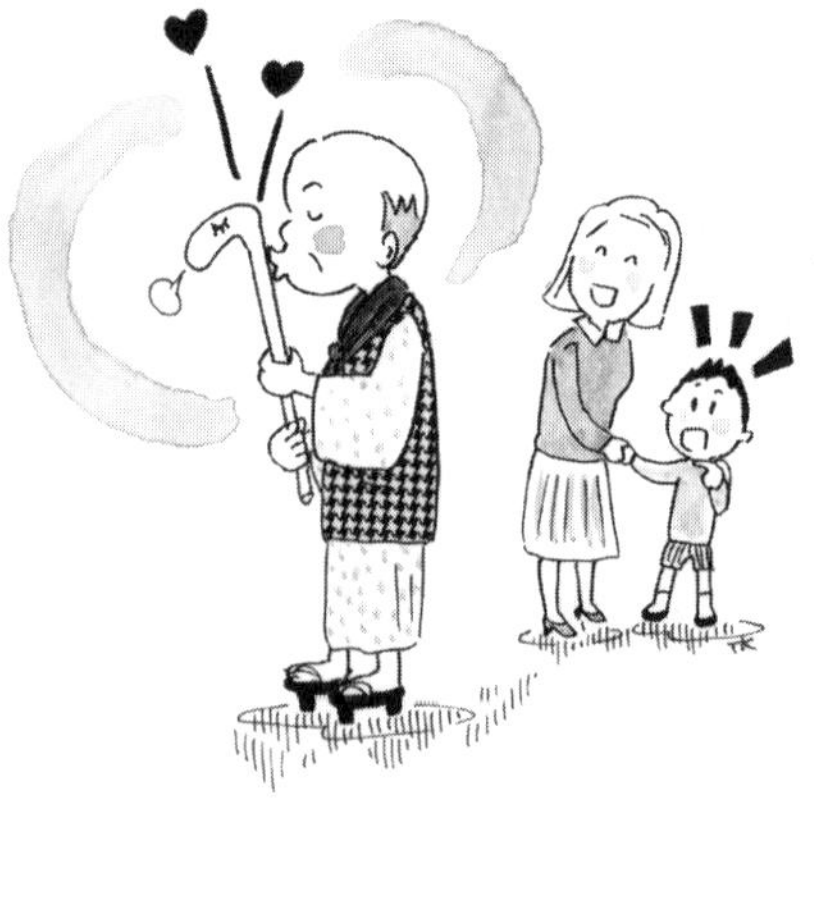

(7) つまずきは 孫は分数 祖母段差

（栃木県 青柳婦美子 2018年大賞作品）

小学生の授業の中で、特に算数において、子どもたちはしばしばつまずきに遭遇する。その中でも最もつまずくことが多い教材の一つが、分数の概念だ。小学校2年生で始まり、3年生になるといよいよ本格的に分数の勉強が行われるが、分数の考え方、分数の大きさの比較、分数と小数、分数の足し算と引き算など、小学生にとっては未知との遭遇と言って良いほどの出合いであろう。

「10分の10と3分の3が、どうして同じなの？」「10分の15より20分の15の方が大きいんじゃないの？」とか考え始めるとどんどん深みにはまり、混迷を極め、算数のつまずきとして子どもも教師も親も困り果ててしまうことがある。

その光景を見ていた、子どものおばあちゃんが、ようかんを持ち出してそれを等分に切り分けて、「わが家はお父さん、お母さん、お兄ちゃん、妹とおばあちゃんの5人家族だから、ようかんを同じ大きさに5つに切ります。お父さんの分は、全体の$\frac{1}{5}$、お兄ちゃんと妹の2人分は、全体の$\frac{2}{5}$。これが分数。分数というのはね、全体を同じ大きさに切り分けたうちのいくつ分かという意味よ」と説明していたりする。

　そのおばあちゃんは、最近、外に出かけると、ちょっとした段差でつまずいて転びかけたことが幾度かあった。次に転んだら、手を突いて手首の骨折をするのではないか、肩をぶつけて上腕骨の骨折をするのではないか、尻もちをついて大腿骨の骨折を起こすのではないかと、くだんの孫も心配している。

　孫の分数のつまずきは、ようかんでクリアできるかもしれないが、祖母の段差のつまずきは、日頃の歩き方の工夫と履き物への配慮で防がなけれ

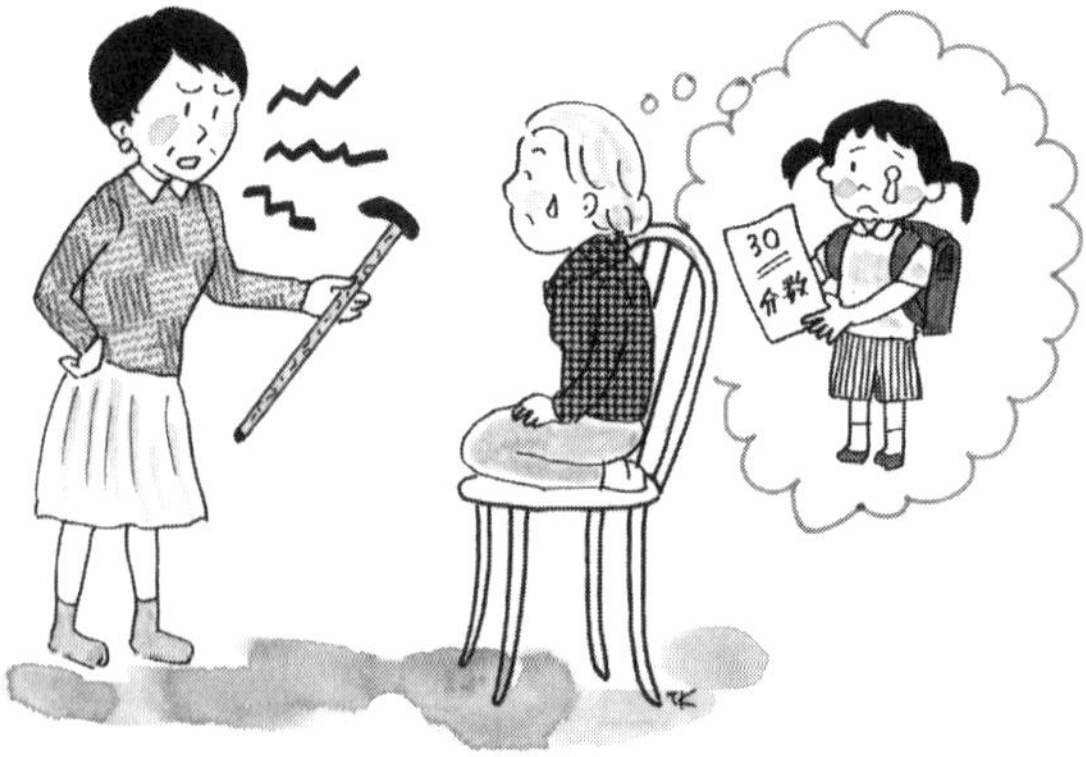

ば……。

（８）クラス会 終わって 杖の探し合い

（愛知県 ペンネーム／さごじょう ２０１９年大賞作品）

かつての「マドンナ」や「源氏の君」も、幾年月を経ると、すっかり姿・形・容貌が様変わりし、見間違えてしまうこともあるものだ。クラス会は、基本的に同じ年齢の仲間の集まりだが、とても同じ年齢とは思えないほど、髪の毛、体形、顔がすっかりと変わってしまって、ガッカリするような場面も、珍しくないだろう。一番若々しくて、昔と変わらない姿は、かつての恩師だったという話も少なくないようだ。

男性同士だけで固まって「いくつ？」とお互いに尋ね合ったりする光景もあり、よくよく聞いてみると「尿酸値はいくつ？」だったりすることも……。

しかし、クラス会や同窓会に元気に参加したとしても、高齢者ばかりの集まりであることに違いはなく、それぞれが「膝が痛い」「腰痛がつらくて」「脳梗塞をしてね」「足を骨折したんだよ」など、様々な理由で杖を携えて参加する者も多くなる。

　そして、クラス会が終わり、いざ帰る際になると、座敷であればまず自分の靴を見つけて履き、次に傘立ての中に立ててある何本かの杖の中から、自分の杖を探す。昨今は、杖も、オシャレでカラフルなものも多くなっており、昔のイメージとは違い、自分の個性で選ぶことができる。それぞれ杖の特徴があり、違うはずだが、それでも杖を手に取ろうとした時に、「自分の杖はどれ？」と、ふと迷うこともあるだろう。

　そうした光景もまた同級生同士だから、楽しい想い出の一つになるのかもしれない。

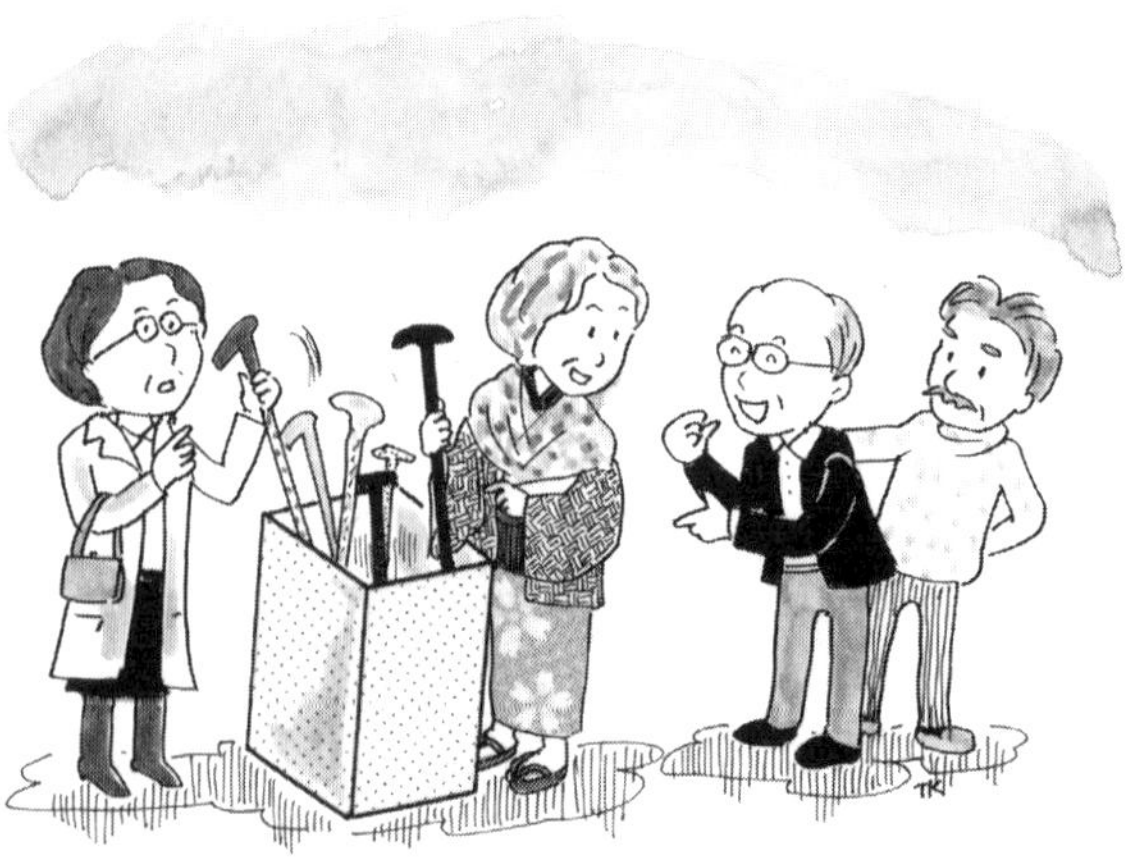

（9）密減らし 増やしたいのは 骨密度

（兵庫県 田村 功 2020年大賞作品）

新型コロナウイルス感染症（COVID-19）の予防のために「3密（密閉・密集・密接）」を控えることが社会に広がり、「密」という言葉が、例えば密約・密告・密輸・密謀などと同列の負の意味で、盛んに使われるようになった。

もちろん、そうした密を減らすことは必要だが、一方で人の健康のために大切な「密」もある。高齢者の寝たきり・要介護の原因の一つとなる転倒・骨折は、骨粗しょう症に伴う骨のもろさが基盤となる。その予防と改善のために、骨密度を保

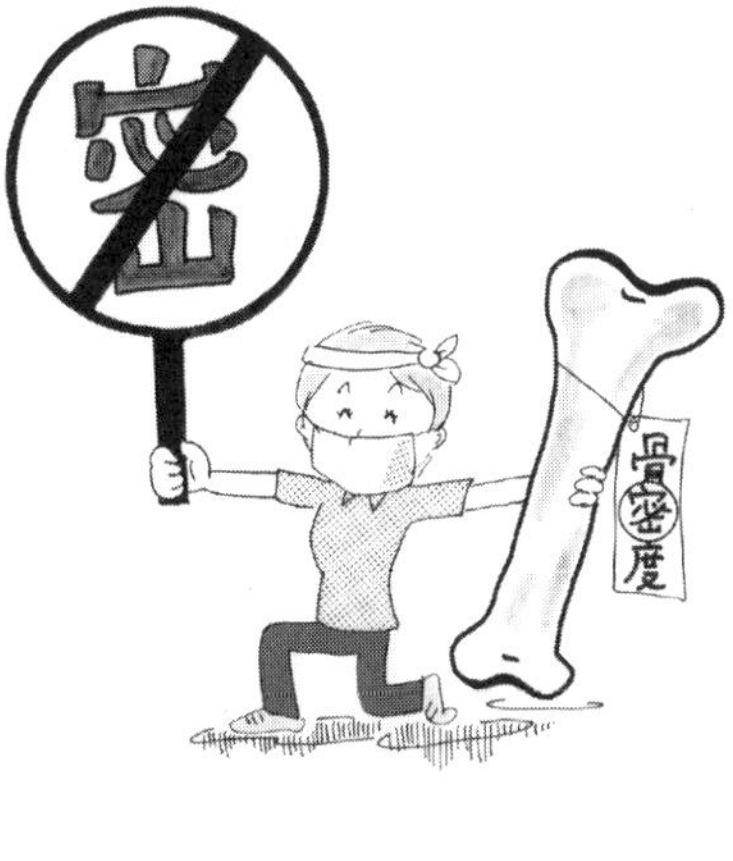

ち、減らすことを防ぎ、増やすためのさまざまな対応（運動、栄養、日光、薬剤など）を図ることが必要だ。

社会の風潮をうまく取り入れ、ちょっと風刺も込め、骨折予防への提言の意味も含めた秀作であり、骨密度を増やし、転倒・骨折を減らすためには、各専門家の緊密な連携が必須であろう。

3「転倒予防川柳」佳作の作品

２０１１（平成23）年より、毎年「転倒予防川柳」大賞の作品を一句選考して顕彰しているが、それと共に、佳作の作品を数点選考して表彰もしている。惜しくも大賞には選ばれなかったが、優れた句が多くある。

その中で、特に転倒予防の啓発に役立つと思われる秀作を紹介してみよう。

（1）敏捷の 記憶が足を もつれさせ

（愛知県 八木 航 ２０１１年佳作）

小・中学生や高校生の頃、走るのが得意で、徒競走はいつも1位で、「リレーの選手」にも選ばれていた人は、大人になってからもそのことが誇らしく、「足が速かったこと」「敏捷であったこと」をつい自慢したくなる。

それは、ある意味、ごく自然なことだが、その人も年齢を重ね、30代、40代、50代ともなると、運動不足も加わって、自然に足が遅くなっていく。

大人になって、急いで走らなければいけなくなった場面に遭遇した時、昔の敏捷だった時代の記憶が頭を占めて、走り始めたが、いざ走ってみると、上半身は前に進むが、下半身は次第に取り残されていき、ついには足がもつれて転んでしまうような事態が起こることがよくある。

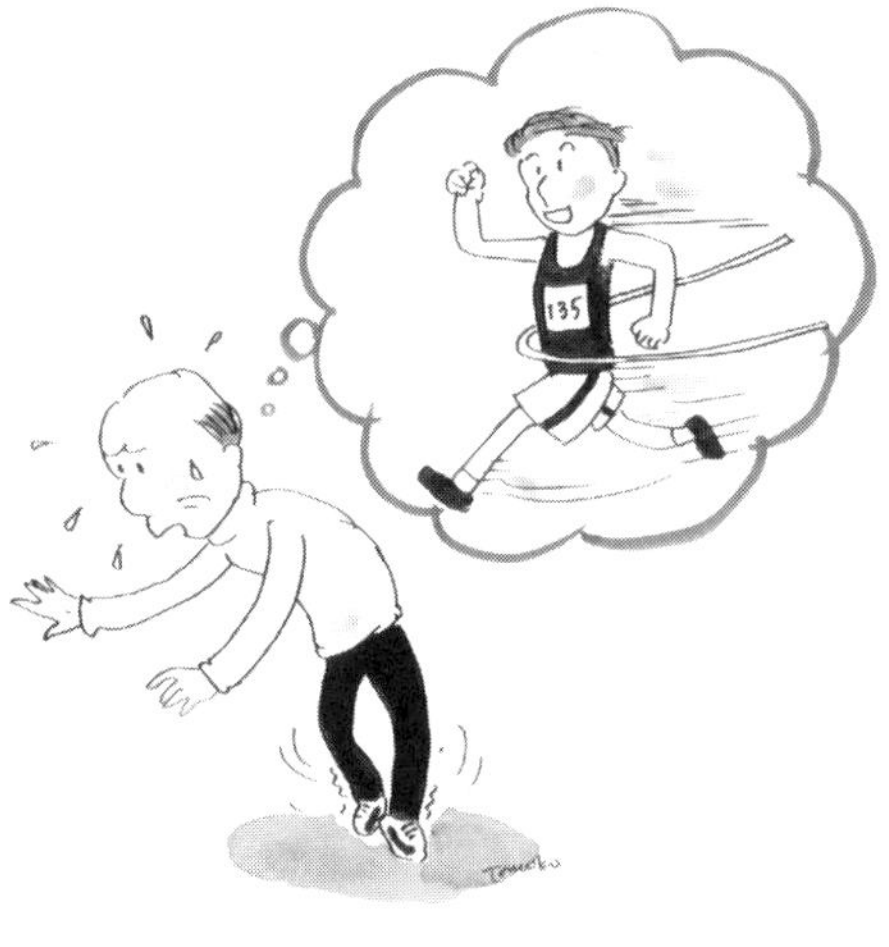

幼稚園や小学校の運動会で、しばしば目にするのは、若くて元気そうな「元」スポーツ選手のお父さんやお母さんが、親子リレーなどに急に駆り出され、走り始めたのは良いが、後半でバタバタと転んでしまう光景だ。

どんなに若々しくて元気な人も、年齢を重ねるにつれて、間違いなく脚力は衰えていく。そのことを認識して、急に走る時には、「もう青春時代の自分ではない」ことを肝に銘じて足を進めることが大切であろう。

(2) 杖持とう 説得までに 骨が折れ

(兵庫県 ペンネーム／あまの雀 2012年佳作)

かつて、筆者が都内の病院の整形外科外来で健康スポーツ外来を25年間ほど担当していた時の経験だ。変形性膝関節症などの高齢者の水中運動療法などを指導していて、「杖を突きましょう！」と伝えると、まずは「杖を使うほどの年齢ではない」と、70代、80代の高齢者が答えることは決して珍しくはなかった。

多くの場合、一度ではダメなので、再度杖の使用を勧めると今度は「杖を突いていたら、脚が悪いように見えてしまうからイヤ！」と答える。脚の関節が病んで悪いから、杖を突こうと説明しているのだが……。

誤解している人が多いのだが、杖は、右膝が痛い場合、反対側の左側の手に持って、右足を前に出すと同時に杖を歩幅分前に突く。そうすれば痛みは分散されて楽に歩けるだけでなく、キレイに歩け、痛んだ脚に過度の負担をかけることなく、無理なく歩けるようになる。

そうしたことを患者さんに納得してもらおうと、幾度となく説明して、しかも最近の杖にはオシャレなものも多いことを伝えて、ようやく杖を持ってもらうことができる。

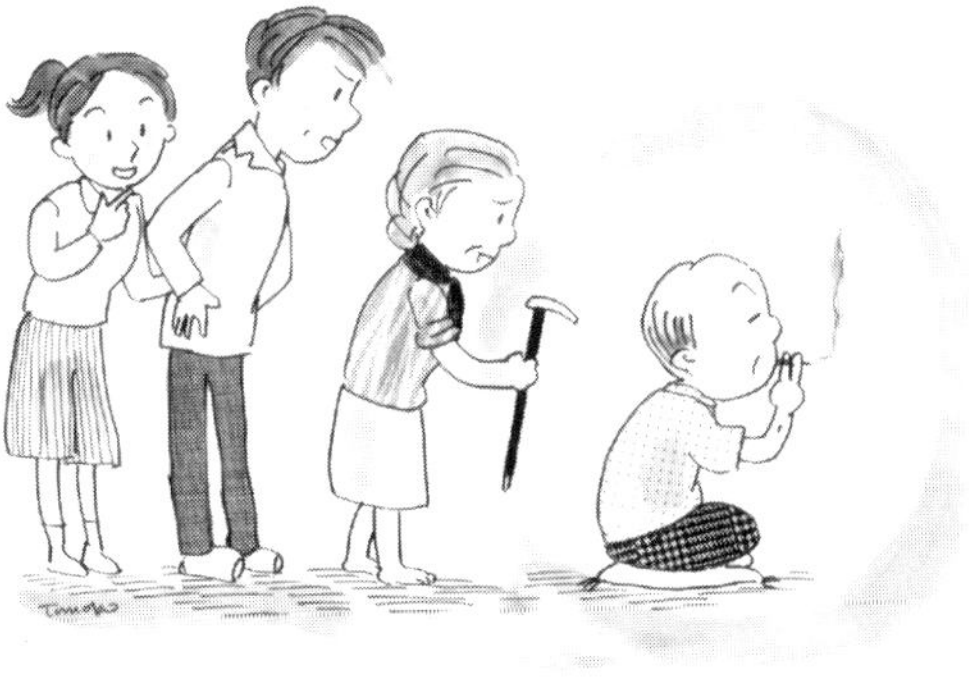

「杖持とう」と説得するのは、誠に骨の折れる仕事だ。

（3）転ばずに 笑い転げて 老いの坂

（神奈川県 福島敏朗 2013年佳作）

年齢を重ね、老いを深めると、ついには死を迎えるのは生物の宿命だ。人間も例外ではなく、どんなに若くて元気で美貌を誇っていた人でも、老いはやってくる。30歳頃までは、比較的ゆっくりと年齢を重ねているように思っていたが、40歳、50歳を超えると、急に年齢を重ねるスピードがアップして、60歳を過ぎると、まさしく「老いの坂」を転がり落ちるように思える。

かつて古代中国の秦の始皇帝は、不老不死（不老長寿）の薬を部下に探すように命じて国内各地において求めさせていたという。『竹取物語』には、月の国に由来するという不老不死の秘薬の話が現れる。古今東西、不老長寿は誰もが望むもののようだが、現実はそうはいかない。1年ごとに必ず1歳、年齢を重ねるのは、誰にとっても共通の出来事であり、おまけやサービスは何人であっても一切ない。

現代においては、「笑い」が人のからだの中の免疫機能を活性化させ、炎症系の細胞の活性を低下させるなどの、医学的な実証が報告されている。

となれば、「笑う門には福来る」を実践し、極力笑顔でいられるように、ときどき笑い声を出せるように、そして時には大声で笑い「転げられる」ように、明るく元気で楽しく過ごせる努力、工夫を日々することが大切だろう。

実は、「不老不死の薬」は笑いなのかもしれない。

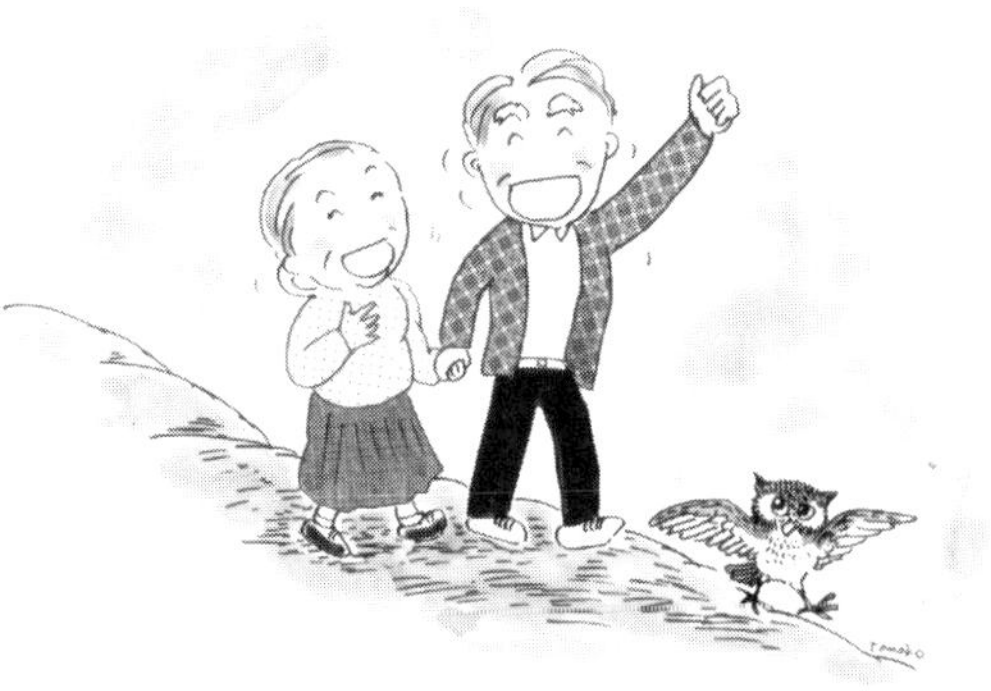

（4）孫なつき 足がふらつき つえをつき

（東京都 飯田輝貴 2014年佳作）

「来て嬉し 帰ってうれし 孫の顔」は、第10回サラリーマン川柳コンクールでランクインして公表され、次第に有名になった句だ。

お盆と年末年始の帰省時の実家の祖父母の心情をありのままに表現し、広く共感を呼んだ。

普段は、祖父母だけの静かな暮らしの中に、突然、やんちゃ盛りの孫、息子・娘夫妻などが登場し、しばらく生活を共にすることで、確かに嬉しい時間ではあるのだが、一方、ペースの違う疲れを知らない子どもたちの行動に、振り回されて、疲れ切ってしまうのも事実だ。

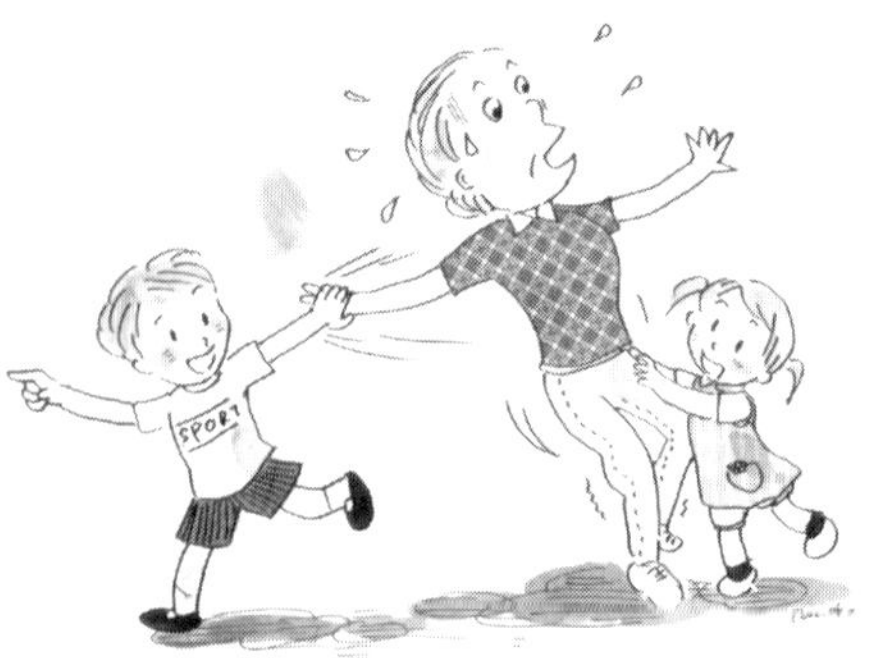

「おじいちゃん、おばあちゃん、○○して、△△で遊ぼうよ」などと言われれば、嬉しい反面、付き合わされているうちに結構疲れてきて、ついには足がもつれて転んでしまい、ケガをする。結果、杖を突くようになってしまうなどの事態が生まれる。「孫の手」は背中をかくための棒として役立つが、孫になつかれて、孫の手に振り回されて、ついには転倒・骨折しては、誠にツキがないようだ。

（5）消えていく 足の感覚 妻の愛

（埼玉県　拝生眞佑《はいきまゆ》　２０１５年佳作）

年齢と共に、目が衰え、耳が遠くなり、歯が欠けてきて、からだが硬くなり、筋力も低下し、スタミナも落ちてくる。誰しも、こうした機能の低下で老いを実感するものだが、意外と目・耳以外の感覚の低下には気づかないものだ。

例えば、夜中にトイレに行こうと起き上がって歩こうとした時に、布団のへりにつまずいて転ぶとか、部屋の敷居のわずかな段差を簡単に越えられると思っていたのに、つまずいて転ぶなどの事例がある。いずれも、自分では「これだけ足のつま先を上げている」と認識している高さと、実際に上がっているつま先の高さにギャップがあるからつまずき転ぶことになる。これは、足の中にある「深部感覚」という大切な感覚（足がどういう位置にあるかなどを認知する感覚）が衰えたことから起こる。

非常に熱いお風呂や温泉に足を入れても温度感覚が鈍っていると熱さの程度がわからず、全身を熱湯に浸してしまい、熱傷をきたす例もある。これも高齢者の感覚低下のなせる業だ。

そうした極めて深い医学的事実を基盤に「妻の愛」とからめて「足の感覚」の消えていく様子を表現した感性は素晴らしい。

この句の作者は、人生経験を積み、酸いも甘い

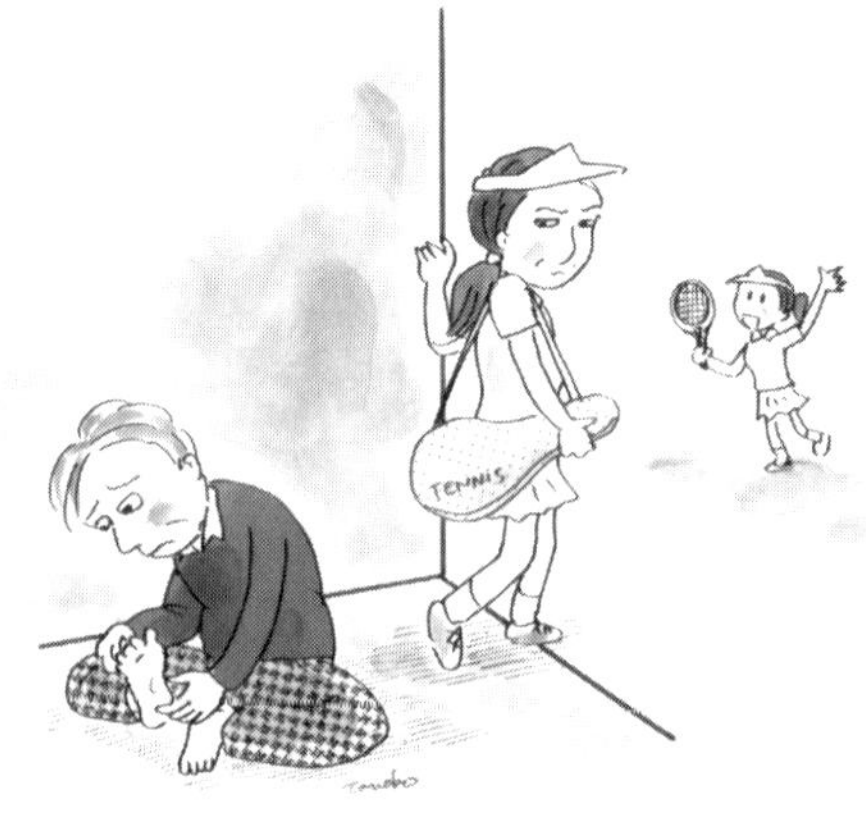

もかみ分けた人情、世事によく通じた70代、80代の男性高齢者かと想像していたが、以前、日本転倒予防学会事務局から連絡を取ったところ、電話に出てくださったのは、中学２年生、15歳の女子だった。同会の理事長である筆者がそれを初めて聞いた時には、驚きのあまり、思わず転びそうになってしまった。

（６）ああ無情 滑り止めに つまづいて

（東京都 稲川久美子 ２０１６年佳作）

「ああ無情」とは、フランスのヴィクトル・ユーゴーの小説『レ・ミゼラブル』（悲惨な人々、哀れな人々の意）の日本語訳の題名だ。

主人公のジャン・ヴァルジャンは情が深く、それゆえに次から次へと振りかかる、苦悩、悲しみ、絶望などを経験しつつも、自身の過去と向き合い、葛藤しながらも人への信頼と愛を貫く数奇な運命を描いた物語である。世界中の人に愛された作品であり、ミュージカル、映画、少年少女向けの書籍などにもされている。

悲惨な状況、困難な事態が重なった時、つい「ああ無情」と嘆きたくなるのは、この有名な物語のゆえんだろう。

床面・路面で滑って転んで大ケガをしたのに懲りて、滑り止めの工夫をする。そのこと自体は間違ってはいない。しかし、今度は、滑り止めの摩擦力が強すぎて、つまずく原因となり、それが原因で転んで大ケガをしてしまうという、誠に皮肉な状況が生まれることがある。

履き物の足底と床面・路面との関係性は、何も工夫をしないと滑りやすいままのために結局は転び、滑り止めの抵抗が強すぎてもつまずいて転びやすくなる。このことを認識した上で、「滑り止めを付けたからもう大丈夫」と思い込むと「ああ無情！」と嘆かざるを得ない状況を招くことにな

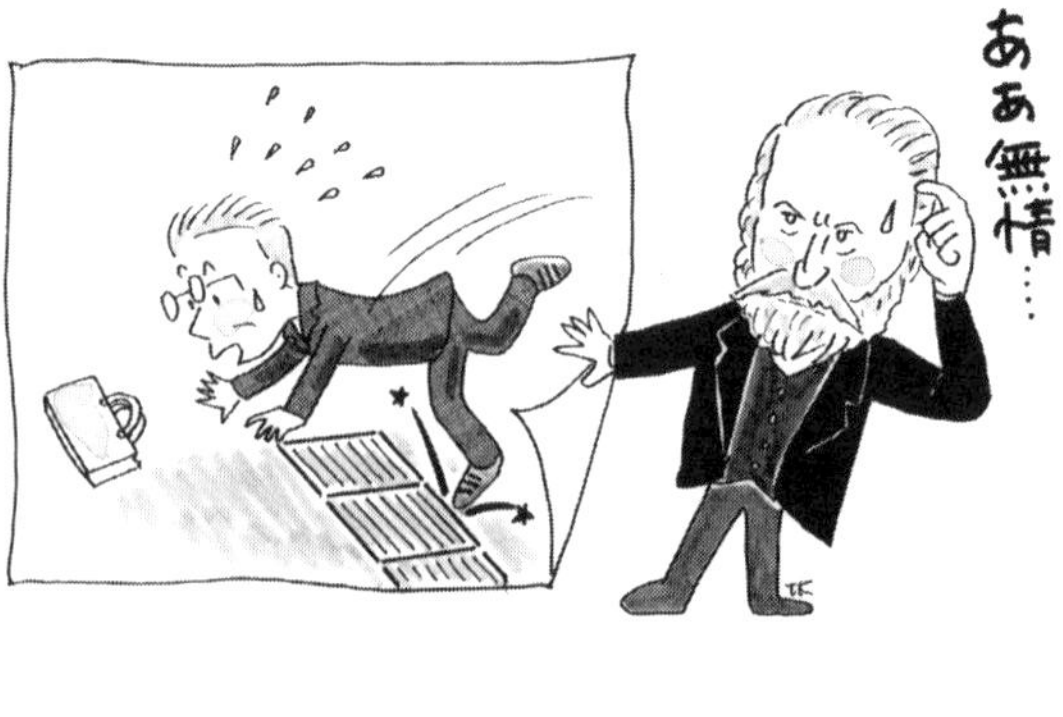

る。

（７）「ぬかづけ」を守って元気に糠漬ける

（鹿児島県 牧瀬 隆 ２０１７年佳作）

糠漬《ぬかづ》けとは、米糠を使った漬物のこと。昨今は、「浅漬け」「一夜漬け」といった調味液（塩、酢、酒粕など）に短時間つけた漬物も多くなっているが、糠漬けは乳酸菌を発酵させて作った糠床の中に、野菜（きゅうり、なす、大根など）などを漬け込んだもので、糠味噌漬けが一般的である。

糠床は、腐敗やカビを防ぐため、毎日（暑い夏では、1日2回）糠を底からかき混ぜて、空気に触れていた部分を奥へと混ぜ込む必要がある。したがって、糠床の手入れは、なかなか大変な作業となる。

その「糠漬けを守る」ためには、糠床や野菜を手でかきまぜて点検をし、容器の手入れをし、日々細かなことに気を配りながらの手間暇かけた「保守」作業が求められる。毎日のこれら一連の作業は、五感を使い、からだを使い、おいしい漬物を生み出すための、創造的な活動ということができる。この作業を続けられることは、健やかなからだを保ち、感性を保ち、しかもおいしい食材を保つ、実に多彩な効果を有する営みだ。

一方、「ぬ・か・づけ」は転倒予防の標語である。「糠漬け」の頭文字を並べ、わかりやすくして注意喚起をしている。

「ぬ」…「ぬ」れている所は滑って転びやすい。
「か」…「か」いだん・段差は、つまずいて転びやすい。
「づけ」…片「づけ」ていない所は、滑ったりつまずいたりして、転びやすい。

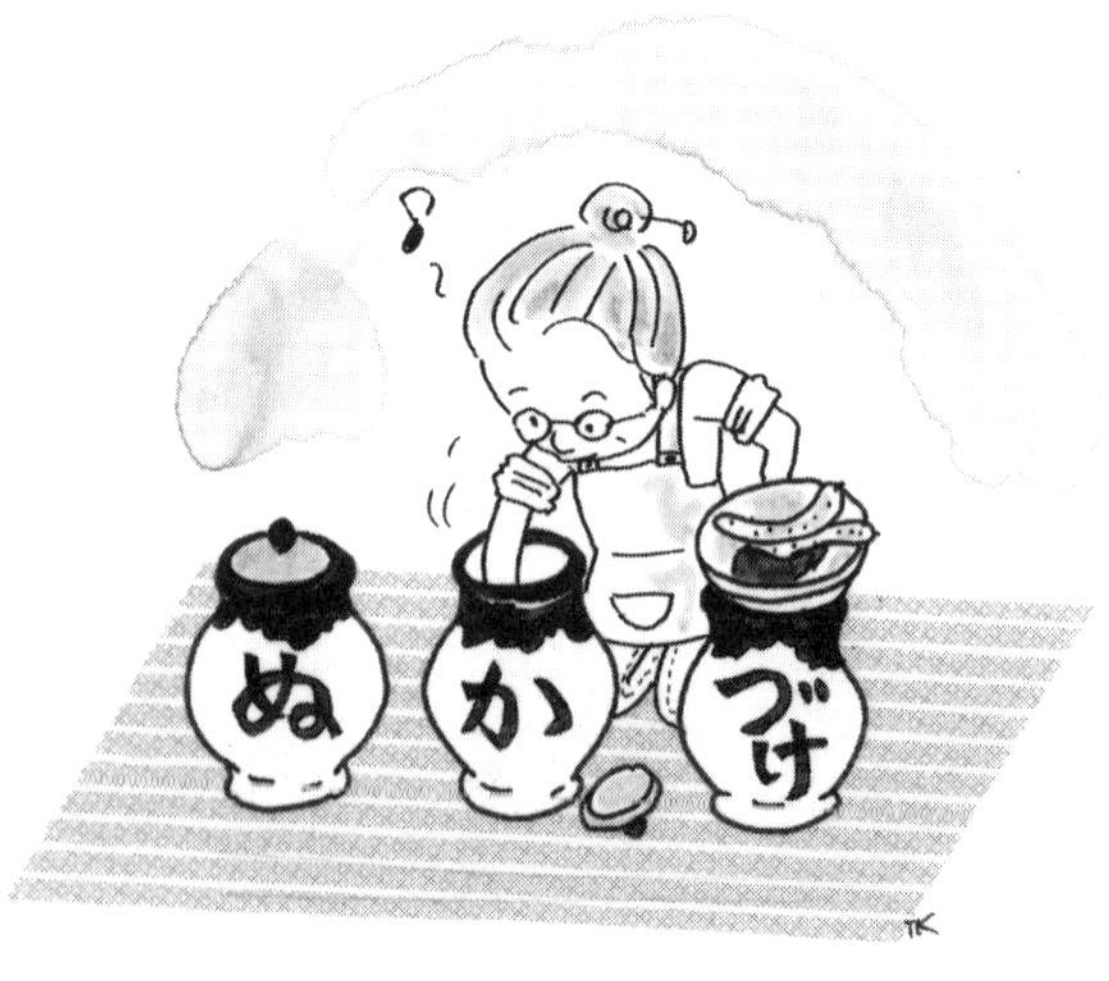

この標語を心に刻んで、朝起きてから夜眠るまでの様々な動作・移動の際に、転倒・転落のリスクを察知していれば、事故が防げるというものだ。

したがって、日を重ね、月を重ね、年を重ねても、「ぬ・か・づけ」を意識的に唱えることで、自然に転ばない生活が形づくられていくはずだ。決して「浅漬け」や「一夜漬け」ではなく、息の長い、取り組みが大切だろう。

（8）飲み会の シメの言葉が 転ぶなよ

（千葉県 小関早苗 ２０１８年佳作）

歓送迎会、宴会、コンパなど、「飲み会」と称される酒などを飲みながら懇親を深める会は、職場の仲間、元同僚、友人・知人、親族、仕事先の関係者などの間で、しばしば行われる。

居酒屋、料理店、レストラン、バー・スナック、ホテル、旅館、会館、訪問先のオフィス、自宅、友人宅などで、ビール、日本酒、ワイン、焼酎、ウイスキー、カクテルなどの各種アルコール類及びソフトドリンクを飲みつつ、しばしの歓談が行われ、楽しい時を過ごす。

「酒は百薬の長」「酒なくて何の已か桜かな」「お近づきの印」「無礼講」「肝胆相照らす」などと語りつつ、盃を重ねる。古今東西、各所で繰り広げられている光景だ。

　酒には、二面性があり、第一には、アルコール類という薬物であり、薬理作用があること。第二には高カロリー食品であること。例えば、１００ミリリットル当たりに換算すると、ビール：アルコール濃度約５％、約42キロカロリー、日本酒：約15％、約１０５キロカロリー、ワイン：約12％、約70キロカロリー、焼酎：約25％、約１４０キロカロリーなどだ。

　アルコールは、薬理作用を有するために、飲めば飲むほど酔いの症状が現れ、中枢神経の機能が弱くなると同時に、脳でコントロールされていた

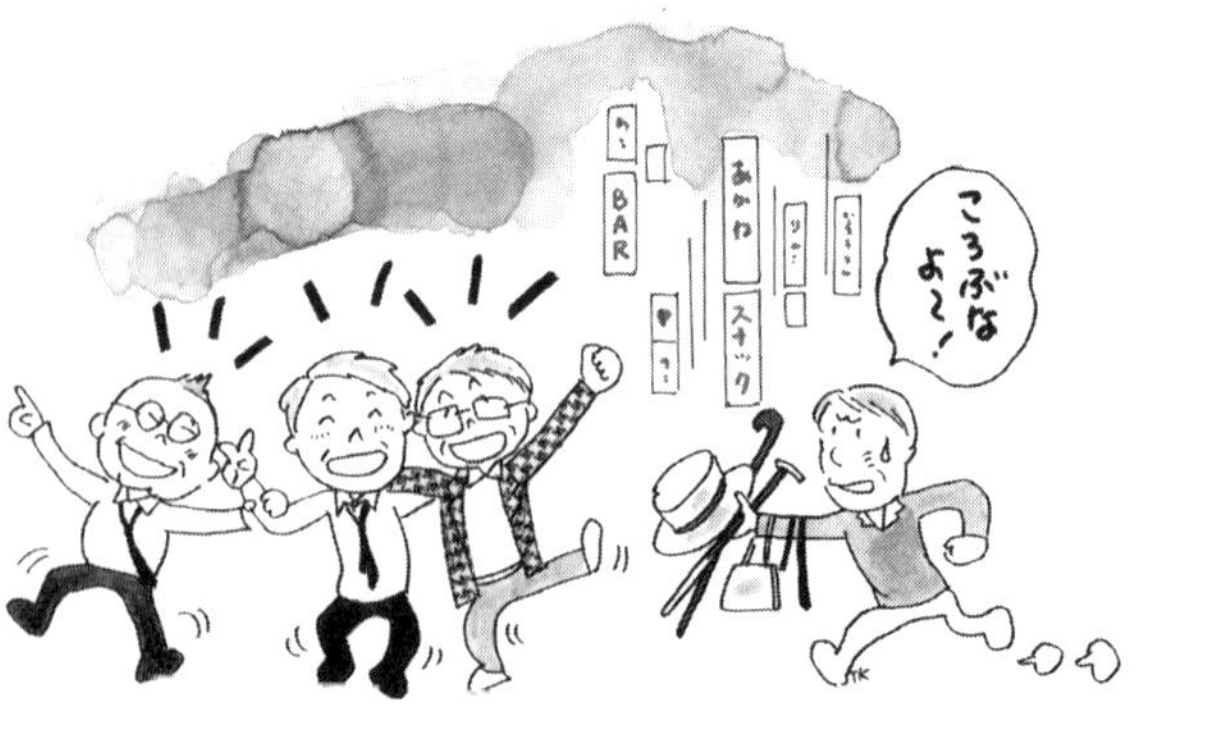

ものは乱れが生じる。

例えば、からだがふらつく、よろめく、ろれつが回らなくなる、普段おとなしい人が冗舌になったり、感情を露わにしたりするなどの変化が出る。

そうした酔いの状態（爽快期→ほろ酔い期→酩酊期）でだいたいお開きになる。酔いの程度は、飲んだ酒の量・種類・時間、一緒に食べた物と量、そして、その人の酒の代謝能力によって違いがある。しかし、親しい者同士の飲み会となれば、話に花が咲き、大いに杯を重ね、それぞれに酩酊期の状態になるまで飲んで、次回の再会を約束してお開きになる。

帰り道は、ふらつく、よろめく、千鳥足になるなど、充分転びやすい状態だ。そして階段で転ぶ、道路で転ぶ、駅のプラットホームから落ちるなどの酔っ払いによる事故が起きる。せっかくの楽しい会が、転倒・転落によって大ケガをして、苦い想い出や痛い想い出にならないよう、「シメの言葉」に「転ぶなよ」は誠に適切だ。

「人、酒を飲む、酒、酒を飲む、酒、人を飲む」ことのないようにしたい。

(9) 登りより下りが怖い これ怪談

(栃木県 竹内博年 2019年佳作)

階段は、高さの異なる所への昇り降りのために作られた段々の通路だ。古い言葉では、「きざはし(階)」と言う。

階段は、様々なパーツから成り立っていて、意外と正確には知られていない。

A 踏《ふ》み面《づら》:足を乗せる水平の段の上面部分。住宅の場合には、建築基準法で15cm以上の有効幅が必要と規定されている。

B 蹴《け》上《あ》げ:人間の足で昇降可能な階段の一段分の高さ。住宅の場合には、建築基準法で23cm以下であることと規定されている。

C 段鼻《だんばな》:段板(踏み板)の先端部分のことで、階段からの転落防止のため、段鼻に滑り止めを付けることが多い。

D 蹴《け》込《こ》み:住宅の階段の場合、段鼻のラインからそのまま垂直に面が下の段につながることはなく、段鼻から一度階段の(踏み面下部分から)内側にわずかに入り込んでから垂直面(蹴込み板）が下の段とつないでいる。段鼻から下の段の蹴込み板までのこのわずかな寸法が蹴込み。これが長いと、階段を昇る時に、足のつま先が引っかかりやすく、昇りにくい階段、転びやすい階段となる。

屋内にも屋外にも、実は数多くの様々な階段がある、日々、人々はそれぞれの階段を昇ったり降りたりしている。

英語では、室内の階段を「ｓｔａｉｒｓ」、道路上の階段を「ｓｔｅｐｓ」と分けて呼称しているようだ。

コンクリート、鉄、木、石など、階段の材質にもいろいろあり、また、石段、階段箪笥（箱階段）、らせん階段、踊り場のある階段など、種類・形も様々なものがある。

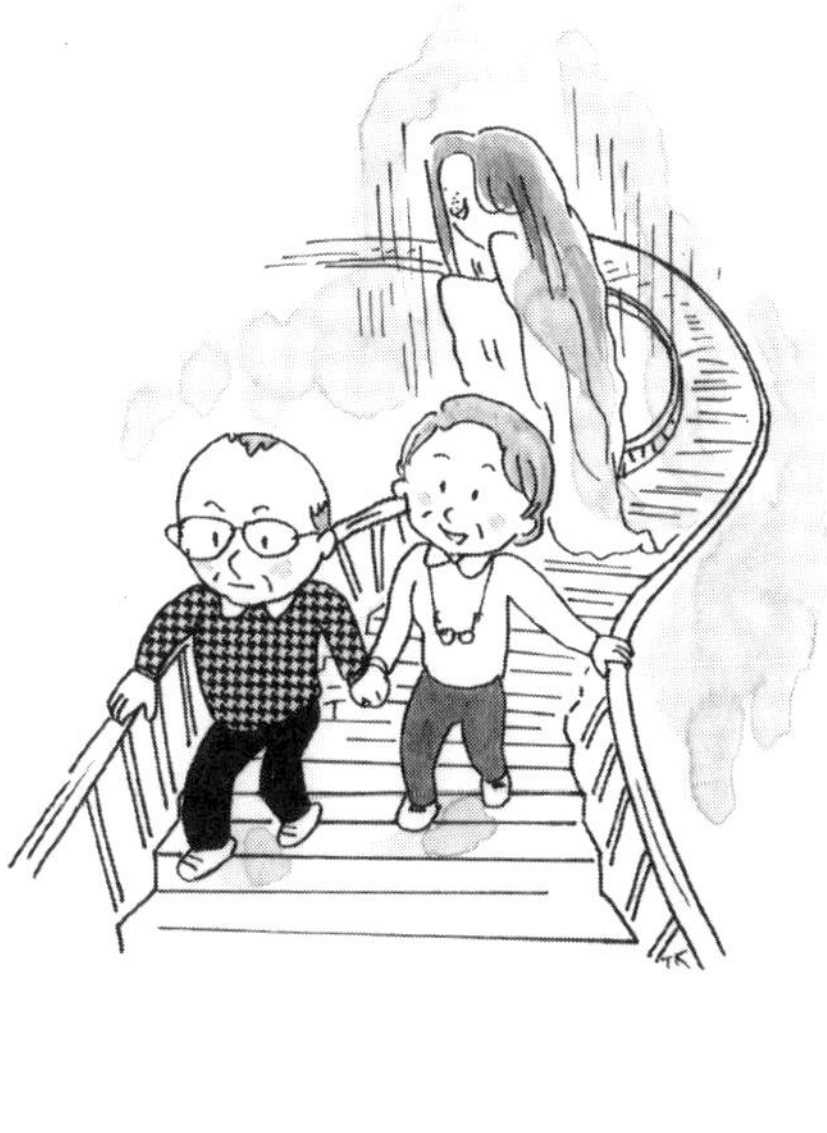

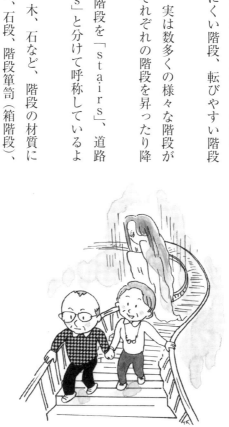

階段を昇る時には、上の段を見つつ、一段ずつ足に力を入れて全体重を引き上げなければならないので、ゆっくりした動作となる。一方、降りる時には重力の作用も加わって、速い動作で降りることができる。ただし、足元の視力が弱くなっていたり、うす暗くなっているために、一段一段の境目がわかりづらかったり、段鼻付近や段鼻に設置されている滑り止めが劣化していて滑りやすくなっていたりして、足を踏み外して転落する事故は少なくない。その結果、骨折や頭の大ケガに至る。第1章でも示したように、歴史上の人物の中で、階段で転落死した事例もある。怪談は、『四谷怪談』『牡丹灯籠』『耳なし芳一』など、化け物や幽霊などに関する怖い話のことだが、階段を降りる時の転落・大ケガもまた、怪談以上に怖いものだ。

(10) オレオレと 段差は油断も スキもない

（静岡県 柳谷益弘 2020年佳作）

「オレオレ……」や「オレだけど……」と息子や孫などになりすまして、いろいろな突発事態により「今すぐ金が必要だ！」と訴え、高齢者から金銭をだまし取る詐欺が横行している。「振り込め詐欺」と警察庁が命名してから随分と時が流れたが、未だに減少の兆しが見られない。

そんな詐欺に油断もスキもないと同様に、身の回りのちょっとした段差につまずいて転び、手首や足首などの骨折をする高齢者もまた多い。大きな段差よりもほんのわずかな段差に油断してつまずくことに注意が必要だ。

(11) マスクして 杖を忘れて つまづいて

（神奈川県　丸山朋太　２０２０年佳作）


新型コロナウイルス感染症（ＣＯＶＩＤ－19）の拡大が続き、今やマスクは生活必需品となっている。電車やバスなどの車中で、マスクを忘れて乗ったら、周囲の客からは冷たい視線を浴びせられてしまう。外に出かける時には、まずは「マスク、マスク、マスク……」とお題目のように唱えて装着する。

これで安心と思って、歩き始めたが肝心の杖を忘れて、段差につまずいた。

「転ばぬ先の杖」を意識して、痛い方の膝とは反対側に杖を突くことを習慣化し、外出時の杖は必需品であったものが、マスクで意識と注意が「マスク」されて、つい杖を忘れてしまった。

(12) ひっかかる 前に確認 サギ、段差

(埼玉県 高野由美 2020年佳作)

転倒予防川柳は、高齢者に多くみられる転倒による骨折などの大ケガを防ぎ、寝たきり、要介護、死亡事故を防ごうと始められた。時事ネタをうまく取り入れて「ひっかかる」「つまずく」などとからめた秀でた作品が目立つが、こと昨今は高齢者を狙った振り込め詐欺、架空請求詐欺、還付金詐欺をはじめとする様々な特殊詐欺事件が広がっており、それと関連させて段差などに引っかかって転倒・骨折などをきたすことに注意を喚起している。日々使う段差や階段を昇る前には確認が大切だ。

【第４章】
ぬ・か・づけ
転倒予防のすすめ

1　言葉の力

「ぬ・か・づけ転倒予防法」と言っても、特別に難しいことでもなく、目新しいものでもない。要は、「ぬ・か・づけ」などの言葉の力を利用して、日々の生活の中で、転倒予防に対する意識を変えようというものだ。

次のような名言がある。

「意識が変われば、行動が変わる。
行動が変われば、習慣が変わる。
習慣が変われば、人格が変わる。
人格が変われば、運命が変わる。
運命が変われば、人生が変わる。」

冒頭部分、「意識」ではなく、「心」と記憶されている人もおられるであろうが、行動を変えるまでの契機、エネルギーという意味では、「意識」の方が適切のように思う。

元々は、米国の哲学者・心理学者であるウィリアム・ジェイムズ（1842〜1910年、68

歳没）の言葉とされていたり、ヒンズー教の経典の一説という説があるなど諸説あり、真の原典は不明とされている。しかし、意識を変えるような働きかけを行うことで行動、習慣、人格、運命、人生が変わるという論理は、誰にでも説得力があり、この一連の言葉は、教育、スポーツ、芸術など、様々な分野で引用されている。

「ぬ・か・づけ」は、「ぬ」れている所は滑って転びやすい、「か」いだん段差はつまずいて転びやすい、片「づけ」ていない所は滑ったりつまずいて転びやすいことを伝えている。一人ひとりの意識を変え、行動を変え、習慣を変えることによって、日々の転倒予防に役立つという標語だ。

そうした健康・生命につながる習慣を保つことで、落ちついた安定感のあるバランスの良い人格形成にも好影響を与えるであろうし、運命も良い方向に変わり、結果、健やかで実りのある人生を全うすることに結びつくであろう。

転倒予防の一番有効な極意は、と尋ねられたならば、この「ぬ・か・づけ」を意識し、実践することが最も無理がなく長く続けられ、かつ効果的だと答えるだろう。

「ぬ・か・づけ」という言葉一つで、骨折を防ぎ、頭のケガを防ぎ、寝たきり、要介護、死に結び付く重大な事故を防ぐことができれば、これほど安く合理的な養生法はない。

2 よいじゅうたく（良い住宅）

「ぬ・か・づけ」の他にも、転倒予防の標語に、「よいじゅうたく」というものがある。この標語は、研究仲間の一人で作業療法士の安田彩さん（現・日本大学病院リハビリテーション部）が主体的に考案した言葉で、特に日々の生活環境面の注意をまとめたものである。医療現場では、作業療法士はリハビリテーションの一環として、様々な作業（手芸、木工、園芸、農耕など）を行いつつ、障害者の運動機能や精神心理機能の向上を図る治療法を担当している。併せて、家族や職場などでの日常生活面での環境に関わる点検、改善への指導、助言などの業務も行っている。

そうした日常業務から得た知識と経験を活用しながら、転倒・転落予防の観点を目的としてまとめたものが、この「よいじゅうたく」だ。頭文字を並べると「良い住宅」と読むことができる。作業療法士らしく、生活の場である「住宅」を意識した標語であり、覚えやすく、伝わりやすいように工夫しているところが、「ぬ・か・づけ転倒予防法」的な配慮だと感じられる。

(1)「よ」：よい高さに、物を置く

……高過ぎず低過ぎず

家の中、病院のベッド周り、介護施設の部屋など、高齢者が生活する空間で、朝起きた時から夜寝るまでの間に、よく使う物が「どこにどの高さ」で置かれているかによって、転倒・転落のリスク度合いが変わる。何かを手に取ろうとした時に、少し遠い所、少し高い所、あるいは少し低い所に物が置いてあると、無理な体勢やバランスの悪い姿勢で、その物を取ろうとするあまり、結果、転倒・転落を招くことになる。

(2)「い」：居間の整理で転倒予防

……新聞のチラシ、テレビのリモコン、子どものおもちゃ、電化製品のコード

一般的に高齢者は、家の中では居間で過ごす時間が一番長いことが知られている。その居間に、つまずいたり滑って転びやすい物が雑然と置かれていると、骨折、頭部の大ケガの原因を成す。新聞及び折り込みチラシ、買い物袋・バッグなどの袋類、テレビのリモコン・スイッチ、雑誌本、

ゴミ箱、電気コード、座布団など。普段、それらを使う時には取りやすい所に置いておき、常に整理されていれば良いが、雑然と置かれていると、転ぶ元となる。

病院で入院中であれば、自分の病室内（個室であれば、その部屋。相部屋であれば、ベッド周りのスペース）、介護施設でも同様に自分が占有しているスペースは、その時においては、それが自宅の居間の機能を果たしており、同様の注意が必要だ。

また、居間にも出入り自由の形で飼っているペットの犬や猫は、自由気ままに活動するので、高齢者が移動する時に、予期せぬペットの存在と動きによって、つまずいて転ぶことがあるので注意が必要だ。

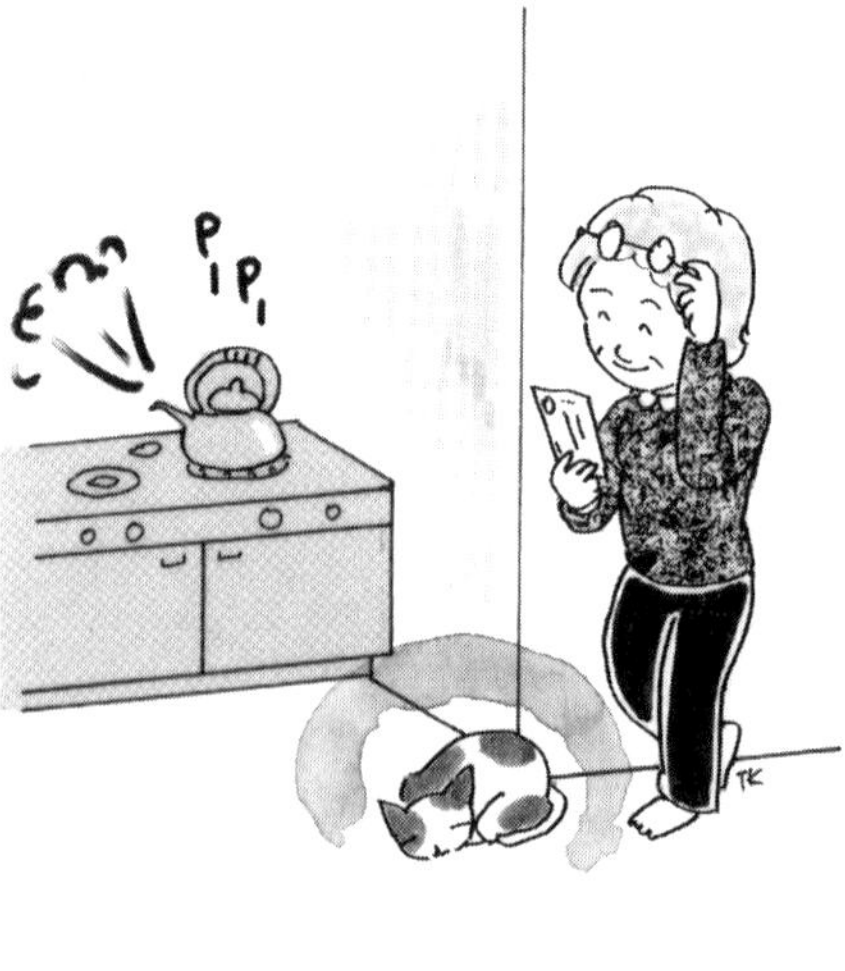

(3)「じゅ」：じゅうたんの端はしっかり固定

……めくれ防止

居間に敷かれた絨毯《じゅうたん》の端がめくれていると絨毯の存在はわかっていても、そのめくれ部分に気づかずに、つま先をひっかけて、つまずいて転ぶような事故が起こりやすい。これは、居間の絨毯に限らない。玄関マット、キッチンマット、バスマットなど、危険なめくれは少なくない。この言葉は、自宅、病院、介護施設に置かれた絨毯・マット類全般に共通した転ばぬ先の知恵だ。

(4)「う」：浮いた踵《かかと》の履物注意

……スリッパ、サンダルは要注意

自宅内でスリッパを履く、ちょっとした外出時にはサンダルを履いて用を済ますことも少なくない。スリッパは、足の先を滑り込ませて履き、「ズルズル」とか「ペタペタ」と音を鳴らして歩く。サンダルは足を包まずに、足底をひもやバンドで足に止める履物で、古代エジプト時代から用いられていた。今はおしゃれなサンダルが多くあり、日常的にベランダや庭に出て、何か用を足す時などに便利に使われる。

いずれも共通しているのは、歩く際に踵《かかと》が固定されないで浮いた状態になることだ。そのために、靴を履いて歩く時とは違い、足の活動が制限されており、俊敏な動きやとっさの時に適切な動きが取りにくい。その結果、つまずく、滑る、転ぶ、落ちるなどのリスクが高くなる。

一方、下駄、草履《ぞうり》などの、いわゆる鼻緒ものと呼ばれる履き物も、踵《かかと》が浮いていることはスリッパ、サンダルと同じだが、足の指で鼻緒をしっかり固定するために、足の活動性はあまり制限されることはない。

かつて武士の合戦や漁師が仕事をする時などで用いられていた足半《あしなか》も鼻緒の付いた履き物だが、足の半ば辺りまでの長さで、極めて活動しやすい

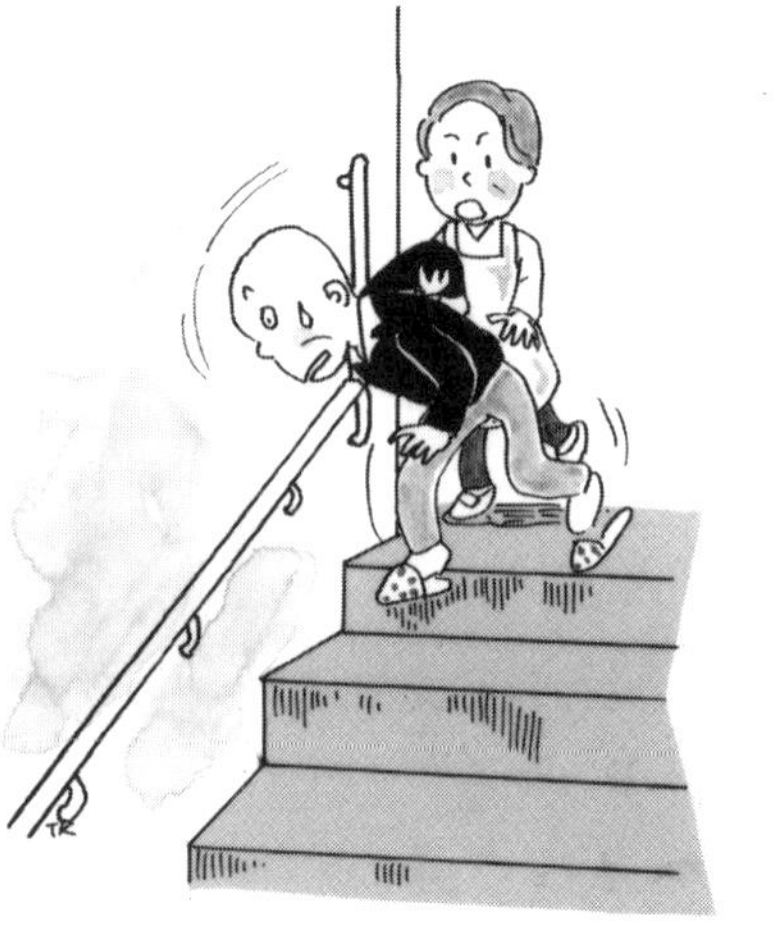

ことが知られている。現在も、鵜飼《うかい》を職業とする鵜匠は、この足半を用いているという。

現代の住宅や病院、介護施設で、高齢者が足半を履くことはないが、スリッパやサンダルが、転びやすい履き物であるということを、高齢者自身はもちろん、その家族、医療・介護関係者は、深く認識しておくことが大切であろう。

（5）「た」：段差と床はしっかり区別

……コントラストを明瞭に

自宅の階段を使う時、特に降りる際に一段一段の段鼻の境目がよくわからなくて誤って転落する事故は、決して珍しくない。夜間のように周囲が暗い時間帯、眼の老化や白内障などの病気で見る物のコントラストが不明瞭になっている場合などは、一層、境目がわかりにくくなる。

したがって、段鼻に滑り止め機能や段の存在を認識させるシグナル機能を備えさせるために、塗料や専用テープなどの工夫を行うのが有効だ。

（6）「く」：暗い場所には間接照明
……階段の最後の一段

夜間、トイレに行くために、2階から1階に降りる時に、最後の1段を踏み外し転落して足の骨折をするという事故例は、極めて多い。

1段ずつ下っていくたびに重力が加わることになり、徐々に動作のスピードが増す。さらに、それまで斜め下に移動していたものが、最後の1段で、急に移動方向が大きく変わり水平方向になることも影響している。さらに、辺りが暗いために、次の段が最後の1段という認識がなければ、さらに転ぶリスクは高くなる。

したがって、階段全体に当たる照明を付けることが難しければ、最初の1段と最後の1段の天井か側面に、間接照明を設置することは、階段の転落事故を未然に防ぐ有効な方策である。

3『転倒予防 いろはカルタ』

カルタ（歌留多、加留多などと書くこともある）は、元々ポルトガル語だ。文字札と絵札とを使う遊びで、子どもが文字や言葉を覚える効果も有している。平安時代の二枚貝の貝殻を合わせる遊び「貝合わせ」は、日本独自のカルタ遊びの原型とも言うべき遊びで、これに加えてヨーロッパ由来のカードゲームが融合して、江戸期に今日のようなカルタ遊びが生まれたと言う。

いろは47文字に対応した「いろはカルタ」が、最も古典的で有名であり、そこに記された言葉の多くは、いつの間にか自然に日本人の心の中に刻まれて、日常的に会話などに使われている。

例えば、「江戸カルタ」で有名なものに、「い：犬も歩けば棒に当たる」「ろ：論より証拠」「は：花より団子」「に：憎まれっ子世にはばかる」「ほ：骨折り損のくたびれ儲け」「と：年寄の冷や水」「ら：楽あれば苦あり」「ま：負けるが勝ち」「ゆ：油断大敵」などがある（大阪カルタ、京都カルタがあり、使う言葉も少し違う）。普段、ごく常識的に用いている言葉が実はカルタから由来したもので、子ども時代から何度も何度も耳にしていることから、自身の成長につれてその言葉の意味を知り、使いこなせるようになっているのだろう。つまり、カルタは言葉遊びの一つだが、結果的には、国語や日常言葉の教育・学習の手段にもなっていると教えられる。

そこで、日本転倒予防学会の前身、まだ転倒予防医学研究会であった２００８年に、転倒予防に関わる大切なことや注意点を「いろはカルタ」（「ん」を入れて48句）の形式で、まとめようと企画し、毎日新聞社の協力・支援も得て全国公募したところ、１２７２もの句が集まった。中には、一人で48句すべてを制作した方もいて、反響のすごさに驚かされたほどだった。
それらの中から優れた句を選考し、研究会の役員らが制作した句も加えて、最終的に48の句を決定すると共に、詠み札の裏には句の内容を補足・説明する「転倒予防ポイント」を添えて、教育・学習効果を高める工夫をした。
全体の企画・構成・制作の趣旨と基本理念を、次の言葉で示した。

「寝たきりを招く骨折、転んで起きる
転ばぬ先の杖と知恵」

この趣旨に賛同していただいた3名の著名人の方からは、推薦の言葉もいただいた（後述）。いずれの方も、転倒予防医学研究会の研究集会の折に、特別講演をしていただき、その後、水谷八重子さんと永六輔さんのお二方には、現在の日本転倒予防学会の名誉会員にも就任していただいた。以来、様々な形で転倒予防の社会啓発にご協力いただいている。

水谷八重子【みずたに やえこ】さん（女優、歌手、演出家、エッセイスト）

「うっかりしていたり すっかり忘れていたり 注意・用心を想い出す
一日一度のカルタ取り」

永六輔【えい ろくすけ】さん（放送作家、ラジオ番組パーソナリティ、タレント、司会、随筆家、作詞家／２０１６〈平成28〉年・83歳没）

「転倒で３回骨折 手も動かせないのに推薦文だって……」

阿木燿子【あき ようこ】さん（作詞家、女優、小説家、エッセイスト）

「何事も楽しく遊びながら覚えると身につくもの
蘊蓄《うんちく》の深い言葉を噛みしめて 転倒予防を！」

三者三様の言葉であるが、「転倒予防いろはカルタ」の企画・制作意図を十分に理解していただき、それぞれの専門性と立場、職業人としての矜持を示しつつ、生き生きした言葉を寄せていただいた。いわば言葉のプロフェッショナルのお三方であるが、学術組織の手掛ける社会啓発事業ということで、まったくのボランティアでご協力いただいたことには、今も深く感謝している。

なお、転倒予防いろはカルタの「つ：つかってないとさびてくる さびたらなかなかうごかない」の句は、私の著書『武藤教授の転ばぬ教室―寝たきりにならないために―』（暮しの手帖社、2001〈平成13〉年）を発刊した時に、帯の言葉として寄せていただいた水谷八重子さんの言葉の一部だ。この言葉の後には「そうなる前に このご本」という文が続く。実に、巧みかつインパクトのある推薦の言葉であった。

また、永六輔さんはご自身のことを「パーキンソン病のキーパーソン」と語りつつ、軽妙に転倒・骨折の経験談を交えて、転倒予防の大切さ、杖の正しい使い方などを、ご自分の講演やラジオ番組などで広く話し続けていただいた。

阿木燿子さんは、幅広い分野で活躍する一方、フラメンコ・ダンスにも熱中し、夜、稽古をし過ぎてからだを痛めた経験などから、からだを動かすことは大切ではあるが、やり過ぎてはかえってからだに良くないなど、中高年の健康と運動の仕方などについてお話いただいた。

こうした様々な方々の無償のご協力により完成した『転倒予防いろはカルタ』は、当初、転倒予防の啓発活動として企画・制作をしたが、社会貢献事業の一環として多大なご支援をいただいてきたエーザイ（株）の協賛により、教育資材として、無償で全国の医療・介護関係者に提供していただいた。その後、２０１２（平成24）年、日本看護協会出版会より発刊することになり、幅広い読者、利用者に購入していただくこととした。

介護保険施設で購入していただいた所からは、入所者の頭もからだも使った遊びと学び、そして転倒事故予防に活用していると、活用事例を伺ったことがある。また、絵札の方を拡大コピーして、大きな文字札を新たに作成して、視力の衰えた高齢者でもひと目でカルタの文字を判別しやすい工夫をして使用している例もあるとも聞いた。大変、うれしい限りである。

カルタの句は、48句あるので、「身近な」人の名前、「国名、県」や市町村の名前などを自在に

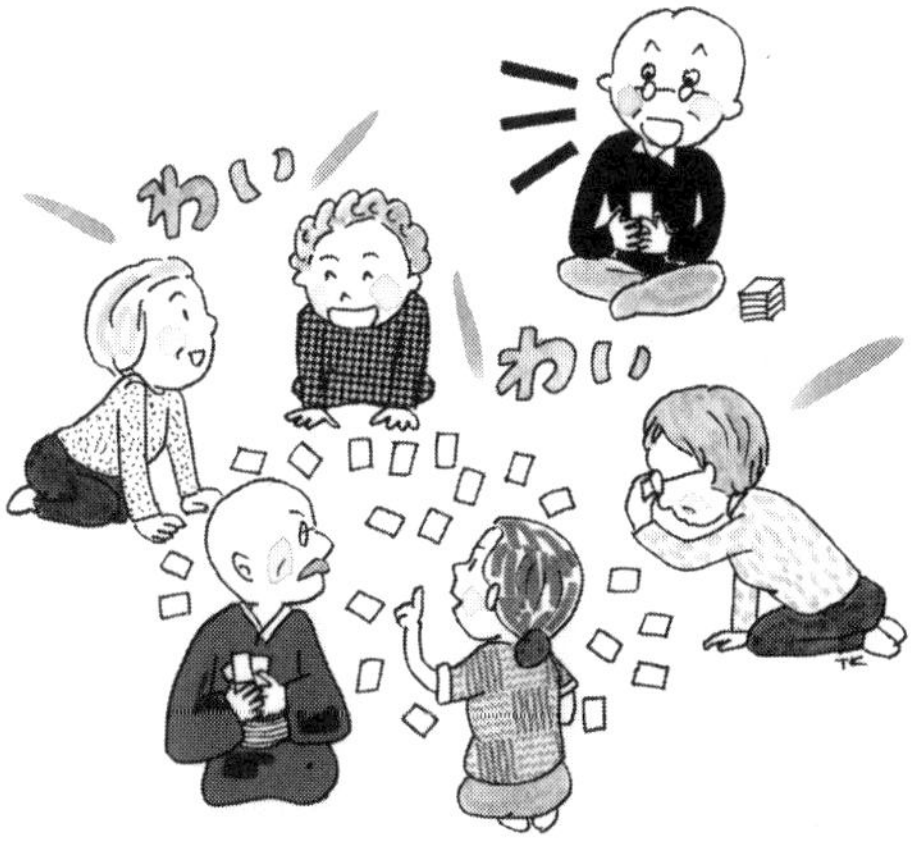

組み合わせて作ることができる。もっとも、「カ・サ・タ・ハ」各行の濁音を付した句はないので、濁音を使用しない工夫が必要であるが、病院、施設、市町村、地域、四季、曜日などにちなんで句を組み合わせて、その場所、その時、その人になぞらえた標語として、使う人や遊ぶ人が独自にまとめ上げて活用することもできる。

例えば、次のような組み合わせの例がいくつか挙げられる。

〈新元号編〉

「れ」：レンコンのように　ならない　骨づくり

「い」：命の水を　大切に

「わ」：和式の生活　見直そう　気付かぬうちに　バランス訓練

〈(永) 六輔編〉

「ろ」：廊下にも　足下（あしもと）照らす　電気点（つ）け

「く」：クスリには　効果もあれば　リスクあり　数が増えれば　要注意

「す」：すぐ拭こう　床の水ぬれ　大きなリスク

「け」：健脚度®　転ばぬ先の自己チェック　歩くまたぐ　昇って降りる

〈甲子園編〉

「こ」：転んでも　起きればいいや

「う」：ウォーキング　手をあげ　顔あげ　脚あげて

「し」：四季感じ　歩く楽しみ　目に耳に

「え」：エコなれど　階段灯は　番外さ

「ん」：ん、ん、と　足指（あしゆび）踏ん張り　大地を歩く

このように、作る句は応用が多彩だ。

これは、「転倒予防いろはカルタ」に限らない。「ぬ・か・づけ」や「よいじゅうたく」の標語、川柳に込められたメッセージなど、様々な形の言葉をうまく活用して、転ばぬ先の知恵を身につけ、実践することが、本物の「ぬ・か・づけ転倒予防法」だ。

◆付録【転倒予防いろはかるた】

転倒予防医学研究会　企画・監修

い　命の水を　大切に

ろ　廊下にも　足下（あしもと）照らす　電気点（つ）け

は　はき物は　足の形と　サイズに合わせ

に　日光は　ビタミンDの製造器　骨は丈夫に　筋肉しっかり

ほ　ほらあるよ　そこに段差が　気をつけて

へ　部屋の中　すっきり片付け　つまずき予防

と　とんとんと　降りる階段　油断せず

ち　近くても　つっかけはかず　靴はいて

り　両手にハナより　片手に杖を

ぬ　濡れ落ち葉　妻の散歩に　おつきあい

る　留守居役（るすいやく）　電話がなっても　あわてずに

を　「をや」という　名選手でさえ　老化で転倒
　　「いわんや」私は　用心用心

わ　和式の生活見直そう　気付かぬうちに　バランス訓練

か　片足立ちを　意識する

よ　夜トイレ　ゆっくりあせらず　落ち着いて

た　畳でも　すべる　つまずく　危険がひそむ

れ　レンコンの　ようにならない　骨づくり

そ　掃除機も　からだづくりの健康法　ゴミ出し　おつかい　フトン上げ

つ　つかってないと　さびてくる　さびたらなかなか　うごかない

ね　ねんねんころり（ＮＮＫ）にならないために

転倒防いで　ピンピンコロリ（ＰＰＫ）

な　何もない　バリアフリーの落とし穴　使わぬ足腰　衰え転倒

ら　楽をして　からだの弱り　進めまい

む　無理なく　楽しく　30年

う　ウォーキング　手をあげ　顔あげ　脚あげて

ゐ　ゐい（いい）骨を　つくるためには　ビタミンK

の　脳トレに　足腰使って　一石二鳥

お　お風呂場は　すべるところの代名詞　注意ひとつで　良い加減

く　クスリには　効果もあればリスクあり　数が増えれば　要注意

や　やわらかな　筋肉・関節づくりに　ストレッチ

ま　マンホール　フタがぬれるとすべるもと　雨の日には　ゆっくりと

け　健脚度® 転ばぬ先の　自己チェック　歩く　またぐ　昇って降りる

ふ　ふとんでも　つまずく人って　多いのよ

こ　転んでも　起きればいいや

え　エコなれど　階段灯は番外さ

て　転倒は　からだの衰えのサインなり

あ　足の先　大事にしよう　爪も見て

さ　歳々年々　人同じからず

き　きれいな人　見とれてないで　前見てね

ゆ　ゆるゆるスリッパ　危険度アップ

め　めくれている　敷物あぶない　転ぶもと

み　見た目より　段差は高いぞ　足上げよう

し　四季感じ　歩く楽しみ　目に耳に

ゑ　笑顔こそ　転ばぬ先の　杖なりき

ひ　膝と腰　しっかり伸ばせば　転ばぬ姿勢

も　もう遅い　いやこれからだ　転ばぬ体操

せ　席探す前に　まずつかまろう　バスの中

す　すぐ拭こう　床の水ぬれ　大きなリスク

ん　ん、ん、と　足指(あしゆび)踏ん張り　大地を歩く

【転倒予防の合言葉「ぬ・か・づけ」の歌】

腹話術師・アンディ（安藤倫子）とミネフジコ（人形）による
替え歌「愛の賛歌」（作曲・マルグリット・モノー／作詞・ミネフジコ）

あなたの 家の中
安全 みなおして
ただ 転ぶだけで
骨が 折れるの

ぬ・か・づけ を忘れず
あたしは、暮らしたい
危険な ぬ・か・づけ
転びやすい ところ

「ぬ・か・づけ」の「ぬ」は?
ぬれてる　ところ!
すべって転ぶ!(痛そう)
お風呂の床や キッチンの床 雨の日の玄関!

「ぬ・か・づけ」の「か」は?
それは階段!　テスリをつけて!
敷居や じゅうたん 少しの段差に
足の指を 引っ掛ける〜の〜!(こわい こわい)

「ぬ・か・づけ」の「づけ」は?
かたづけられていない所
床に置かないで!
つまづいて転ぶわ!

「ぬ・か・づけ」を、忘れず
暮らしていきましょう！
安全第一！
転ばぬ先の、知恵よ〜！

（ミネ「みなさん「ぬ・か・づけ」忘れないでくださいね」
アンディ「ハイ、忘れません」）

安全第一！
転ばぬ先の 知恵よ〜！

検索：転倒予防腹話術　ミネフジコ
(https://www.youtube.com/watch?v=LCTZUviLQ4)

【協力】

一般社団法人東京健康リハビリテーション総合研究所

金子えり子[*]、芦田由可里、山本久子

小川　誠、棟石理実、澁谷梨穂

日本転倒予防学会事務局

甲斐美和子、佐藤千景

＊2019年7月21日逝去

武藤芳照（むとう・よしてる）
一般社団法人 東京健康リハビリテーション総合研究所 代表理事／所長

１９５０（昭和25）年 愛知県大府市生まれ。愛知県立刈谷高校卒業。

１９７５（昭和50）年 名古屋大学医学部卒業後、東京厚生年金病院整形外科医長を経て、１９８１（昭和56）年より東京大学教育学部助教授、１９９３（平成５）年 同教授、１９９５（平成７）年 同大学院教授、２００９（平成21）年 ４月より同研究科長・学部長。

２０１１（平成23）年 ４月より東京大学理事・副学長・東京大学政策ビジョン研究センター教授。

２０１３（平成25）年４月より日体大総合研究所所長、２０１４（平成26）年４月 日本体育大学保健医療学部教授等を経て、２０１８（平成30）年４月より東京健康リハビリテーション総合研究所所長。２０２０（令和２）年４月 法人化に伴い代表理事。

東京大学名誉教授。医学博士。転倒予防、スポーツ医学、身体教育学等の著作計96冊（２０２０年12月時点）。

日本転倒予防学会を創設し、２０１４年より初代理事長を務める。転倒予防の功績により、第一生命保健文化賞（２０１８年）、未来のいしずえ賞（２０１９年）を受賞。

あの人も転んだ
この人も転んだ
—転倒噺《ばなし》と予防川柳—

２０２１年２月10日 初版第１刷印刷
２０２１年２月22日 初版第１刷発行

著　者 武藤芳照
監　修 日本転倒予防学会
発行者 木全俊輔
発行所 株式会社 三恵社
愛知県名古屋市北区中丸町２-24-１
Tel ０５２-９１５-５２１１ Fax ０５２-９１５-５０１９
web. https://www.sankeisha.com

イラスト 久保谷智子
本文組版 吉原順一
編集 リンゴブックス 北村正之
印刷・製本 株式会社 三恵社
ISBN 978-4-86693-359-7 C0095